JN092738

認知症高齢者の
BPSDに向き合うケア

あるがままを受け入れる
オプティマル・エイジングへの支援

小木曽 加奈子

編著

学文社

編著者（＊は編者，五十音順）

阿　部　隆　春　東京都福祉保健局（第2章第3節3）
安　藤　邑　惠　元奈良学園大学（第4章第1節2）
今　井　七　重　中部学院大学（第6章第1節3）
＊小木曽　加奈子　岐阜大学（第1章，第2章第1節と第2節1と3節5，
　　　　　　　　　　　　　第4章第2節2と第3節1）
　小木曽　若　苗　名古屋大学医学部附属病院（第2章第2節2）
佐　藤　八千子　元岐阜経済大学（第3章，第4章第1節1・3，第6章第1節2）
樋　田　小百合　中部学院大学（第4章第3節2）
祢　宜　佐統美　愛知文教女子短期大学（第2章第3節1，第6章第1節1）
平　澤　泰　子　浦和大学短期大学部（第4章第2節1，第5章第2節）
山　下　科　子　中部学院大学（第2章第3節2・4，第6章第1節4と第2節）
渡　邊　美　幸　岐阜医療科学大学（第4章第1節4，第5章第1節）

は し が き

　遠い未来には，認知症という疾患も完治できる可能性もありますが，現段階では今後も認知症高齢者の増加が予測されています。さまざまな研究の中で，認知症という疾患の進行により増悪していく記憶障害をはじめとする中核症状よりも，行動心理症状である BPSD（Behavioral and Psychological Symptoms of Dementia）に対してケアをする側が困難を抱くことが明らかになっています。それは，家族のみならず，看護師や介護福祉士といった専門職も同様です。一方，BPSD は認知症の進行と相関関係はなく，その人のおかれた環境やその人自身の性格や生活歴に左右され，私達ケアする側の関わり方によって，その症状が低減することが知られています。すなわち，私たちが BPSD に向き合うケアの力をもつことができれば，認知症高齢者が穏やかな日常生活を送ることが可能となります。また，この挑戦的なケアは，ケアをする人のポジティブな思いを引き出し，相互によい効果をもたらします。認知症高齢者の変化と私たちケアする側の変化は合わせ鏡のようでもあります。

　本書は，「認知症がある人をケアする BPSD による生活場面の困難さ」を踏まえ，認知症ケアの状況を把握するための尺度も掲載しており，さまざまな療養の場における BPSD に向き合うケアの力を育むことをお手伝いできると考えております。

　第 1 章では，認知症の理解として，中核症状や BPSD を紹介しております。第 2 章では，認知症とその療法として，代表的な認知症と薬物療法と非薬物療法を説明しています。第 3 章では，認知症高齢者の生活場面での困難さに焦点を当てて，普段の暮らしの中での困難さのアセスメントの実際を紹介しております。第 4 章では，認知症ケアとして，パーソン・センタード・ケア，認知症のセンター方式，ユマニチュードのケアのあり方を紹介し，人的環境からのケアとして，認知症ケアの実践を測る尺度も掲載しています。また，認知症や加齢をあるがまま受け止めるオプティマル・エイジングを紹介しています。第 5 章では，家族への支援として家族が認知症であることを受け入れる受容段階を紹介しています。第 6 章では，認知症高齢者を地域で支える仕組みとして成年後見人制度や認知症サポーターのみならず，地域における活動の実際も紹介しています。

　本書が，認知症高齢者ケアに関わるさまざまな専門職のケアの質の向上の一助になることを心から願っております。

　このたびの出版に際しまして，学文社の田中千津子様に多大なご尽力をいただきました。心よりお礼を申し上げます。

小木曽　加奈子

目　　次

第1章

認知症の理解

第1節　認知症を招く疾患

1．認知症の原因

　認知症は，さまざまな原因によって脳が障害されたことによって生じる状態像あるいは症候群である。つまり，認知症は疾患名ではない。認知症の原因となる疾患は，多岐にわたり，その疾患の特性により症状や経過なども異なる。神経変性疾患による認知症としては，アルツハイマー型認知症[1]（Dementia of the Alzheimer Type：DAT），レビー小体型認知症（Dementia with Lewy Bodies：DLB），前頭側頭葉変性症（Frontotemporal Lobar Degeneration：FTLD）などがあり，進行性で治療も困難であるが，一方，認知症は副次的である正常圧水頭症による認知症などもあり，これらは手術や治療によって改善が期待できる認知症である。

　認知症では，中核症状によって記銘力，記憶力などの低下による情報収集の困難さ，記憶や見当識の障害による語彙量の減少や流暢性の低下，語彙や語彙の意味の理解力の減少などによる思考力，判断力の低下などにより，他者とのコミュニケーションの困難などが生じる。しかしながら，その中核症状においても認知症の原因となった疾患によって症状は異なる。そのため，原因疾患を踏まえることにより，意図的な予測をもったケアの実践にもつながる。認知症の中核症状から派生する認知症の行動・心理症状である BPSD（Behavioral and Psychological Symptoms of Dementia）についての詳細は後述するが，認知症がある人が不安やあるいは不快な状態に置かれたときに BPSD が出現することが多い。認知機能が低下している場合は，言語的なコミュニケーションで意思疎通を図ることが困難ではあるが，その漠然とした不安感や不快感を少なくするためにも，意図的な予測をもったケアの実践が望まれる。

　そのため，認知症というくくりで，治療やケアを行うのではなく，どのような病態であるのか，原因疾患を明らかにした上でケアを行うことが望ましい。

表 1 － 1 － 1　認知症や認知症様症状をきたす主な疾患・病態

1．中枢神経変性疾患 　　アルツハイマー型認知症 　　前頭側頭型認知症 　　レビー小体型認知症／パーキンソン病 　　進行性核上性麻痺 　　大脳皮質規底核変性症　　　　　など	9．内分泌機能異常症および肝炎疾患 　　甲状腺機能低下症 　　下垂体機能低下症 　　副腎皮質機能低下症 　　副甲状腺機能更新または低下症 　　クッシング症候群 　　反復性低血糖　　　　　　　　　など
2．血管性認知症 　　多発梗塞性認知症 　　戦略的な部位の単一病変による 　　脳出血性 　　慢性硬膜下血腫　　　　　　　など	10．欠乏性疾患，中毒性疾患，代謝性疾患 　　アルコール依存症 　　一酸化炭素中毒 　　ビタミン B_1 欠乏症 　　ビタミン B_{12} 欠乏症 　　ビタミン D 欠乏症 　　葉酸欠乏症 　　ナイアシン欠乏症 　　薬物中毒（抗癌薬，向精神薬，抗菌薬，など） 　　金属中毒 　　　　　　　　　　　　　　　　　など
3．脳腫瘍 　　原発性脳腫瘍 　　転移性脳腫瘍 　　癌性髄膜炎	
4．正常圧水頭症	
5．頭部外傷	11．脱髄疾患などの自己免疫性疾患 　　多発性硬化症 　　急性散在性脳脊髄炎　　　　　　など
6．無酸素性あるいは低酸素性脳症	
7．神経感染症 　　急性ウイルス性脳炎（日本脳炎など） 　　HIV 感染症 　　急性化膿性髄膜炎　　　　　　など	12．蓄積病 　　遅発性スフィンゴリピド症 　　副腎白質ジストロフィー 　　糖尿病　　　　　　　　　　　　など
8．臓器不全および関連疾患 　　腎不全，透析脳症 　　肝不全，門脈肝静脈シャント 　　慢性心不全 　　慢性呼吸不全　　　　　　　　など	13．その他 　　ミトコンドリア脳筋症 　　進行性筋ジストロフィー　　　　など

出所）日本神経学会監修，「認知症疾患診療ガイドライン」作成委員会編『認知症疾患診療ガイドライン2017』，医学
　　書院，2017年，p.7，一部引用して掲載

第2節　認知症の疾患としての考え方

1．記憶の壺

　人間には，目や耳が捕らえたたくさんの情報の中から，関心のあるものを一時的に捕らえておく器官（海馬，仮にイソギンチャクと呼ぶ）と，重要な情報を頭の中に長期に保存する「記憶の壺」が脳の中にあると考えてみる。いったん「記憶の壺」に入れば，普段は思い出さなくても，必要なときに必要な情報を取りだすことができる。

　しかし，加齢に伴いイソギンチャクの力が衰え，一度にたくさんの情報を捕まえておくことができなくなり，捕まえても，「壺」に移すのに手間取るようになる。また，「壺」の中から必要な情報を探し出すことも，ときどき失敗する。加齢によりもの覚えが悪くなったり，ど忘れが増えるのはこのような機能低下が起因となる。生理的な加齢現象においては，イソギンチャクの足はそれなりに機能しているので，二度三度と情報を得ることを繰り返しているうち，大事な情報は「壺」に納まり，日常生活は維持できる。ところが，認知症になると，イソギンチャクの足が病的に衰えてしまうため「壺」に納めることができなくなる。新しいことを記憶できずに，さきほど聞いたことさえ思い出せない。さらに，病気が進行すれば，「壺」が溶け始め，覚えていたはずの記憶も失われていく。このような記憶の機能低下により，日常生活に困難が生じる（認知症を理解する，厚生労働省）。

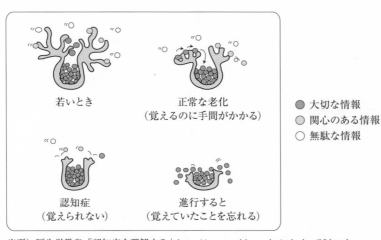

出所）厚生労働省「認知症を理解する」http://www.mhlw.go.jp/seisaku/19.html

図１－２－１　認知症における記憶の壺

2．脳細胞の破壊により生じる中核症状

　認知症の原因はさまざまであるが，いずれの場合でも脳が傷害された状態となり，脳細胞の

3

破壊や機能不全によって，記憶障害を中心とした中核症状が出現する。脳の細胞が壊れることによって直接起こる症状が記憶障害，見当識障害，理解・判断力の低下，実行機能の低下などの中核症状である。認知症になるとこれらの中核症状のため周囲で起こっている現実を正しく認識できなくなる。中核症状は，認知症において中心となる症状であり必須の症状である。

　中核症状は，認知症という疾患の症状の中心をなすものである。中核症状があるという認識は，病状の悪化とともに，本人においては自覚されにくくなる。また，その日その時の状態によって，症状は一様ではない。そのため，患者に問診をするのみでなく，本人の日頃の状態をよく知っている家族や介護者から症状を把握することが重要となる。受診の際には，日常生活の中で，特記となることをメモに残し持参することで，認知症の診断にも役立つ。

　認知症は「物忘れ」があると認識されがちであるが，加齢現象による記憶力の低下とは異なる。生理的な物忘れと認知症の場合の記憶障害の違いを表1-2-1に示す。例を示すと，生理的な物忘れの場合，朝食に食べた副食を思い出せないなどがあるが，食べたことは覚えている。認知症の場合は，朝食を食べたこと自体を忘れてしまい，自己の体験に基づく事柄でも忘れてしまうという特徴がある。

表1-2-1　生理的な物忘れと認知症の違い

	生理的な物忘れ	認知症
原因	脳の加齢による生理的変化	脳の病気（脳細胞の変性や機能低下）
物忘れの仕方	体験した出来事の一部を忘れる ヒントで思い出す	体験した出来事をそっくり忘れる ヒントでも思い出せない
症状の進行	あまり進行しない	だんだん進行する（認知症の種別により 進行に違いがある）
判断力	低下しない	低下する
自覚	忘れることを自覚	忘れることの自覚がない
日常生活	支障はあまりない	支障が生じる

記憶障害

＜時間的な記憶の形態＞

　① 即時記憶（感覚記憶）

　　数秒から1分程度の短い時間の記憶である。電話をかけるときに，少しの間だけ電話番号を記憶するなどの一瞬記憶するという形態である。短文や数字の復唱を試してみることで障害が判断できる。情報量は7±2チャンク（まとまり）である。

　② 近時記憶（短期記憶）

　　数分から数時間にわたる記憶である。即時記憶（感覚記憶）のリハーサルなどにより，短期記憶に保持される。

③ 遠隔記憶（長期記憶）

　近時記憶（短期記憶）をさまざまな記憶を蓄える方法で長期に保持できる記憶へ変換する。数十年前の昔の出来事や，覚えたこと（九九や歌など）の記憶である。認知症になっても比較的保持されやすい。

＜内容による記憶の形態＞

① 意味記憶

　「赤飯はお祝い事があるときに食べる」などの，事実や常識など知識として長い間かけて，蓄えた記憶である。ことわざや故事などもこれに該当する。意味記憶の評価として，語彙の測定を行うこともあるが，生理的な加齢では低下は少ない。

② エピソード記憶

　いつ，どこで，だれと，なにを，行った，などの体験に基づく記憶である。「私が嫁入りした日は，桜の花が満開だった」など思い出として記憶されていることが多い。その多くが回想のプロセスと関連している。過去のエピソード記憶の意識的回想は，年齢を重ねることにより，より困難になるため，認知症の場合でも同様である。

③ 手続き記憶

　経験を積みながら習得した体で覚えた記憶である。干し柿をつくるために，包丁で柿の皮をむけるなどがある。

見当識障害（人・時・場所に対する認識の障害）

① 人に対する見当識障害

　親しい関係である夫婦や親子の関係であっても，自分と他者との関係なども認識できなくなる。そのため，息子に対して夫であると認識してしまうこともある。

② 時間に対する見当識障害

　季節，日時などが認識できなくなる。また，過去と現在などの区別もできなくなる。季節や日時を伝えるアプローチを行うと良い。

③ 場所に対する見当識障害

　ここがどこであるか，認識できなくなる。病院や施設に居ても，自宅や職場であると誤って認識することもある。場所がどこであるかわからない不安な気持ちは，BPSD（Behavioral and Psychological Symptoms of Dementia）の誘因となるため，安心できる環境を整えることが重要である。

失語・失行・失認

① 失語

　話すことや聞くことなど，言葉を使ったコミュニケーションにおける障害である。言葉を聞いてもその意味を理解することができず，伝えたいことがあるにもかかわらず，適切な言

葉で表現できないなどが生じる。語彙が乏しくなり，伝えることも伝わることも双方が困難になる。

② 失行

　運動機能の障害はないが，服を着る方法を忘れてしまい，着脱ができなくなる（着衣失行）など，目的に応じた行為ができなくなる。本人の目の前で一緒に動作（服を着るなど）を行うことで，マネをしながら着脱行為ができることも多い。

③ 失認

　見る・聞く・触るなどさまざまな感覚機能で知覚している情報を正しく認識できなくなる。食べ物を見ても，食べ物と認識できないこともある。知っているはずの人を認識できない相貌失認や使い慣れていたトイレまで迷って行けないなどの空間失認などがある。

実行機能（遂行機能）障害

　目的に合わせて，順序立てて物事をすすめることができなくなる。例えば，カレーライスをつくる際に，ジャガイモを洗わずに鍋に入れるなど，さまざまな段階で手順を踏むことができなくなる。

3．中核症状から派生する BPSD

　中核症状は，すべての認知症患者にみられる中心的な症状であり，病期の増悪に伴い，症状は進行する。さまざまな中核症状である記憶障害や見当識障害などにより，正常に保たれている脳の部分が「ここが何処だかわからない不安」「何を言っているのかわからない怒り」など心がかき乱されてしまうことがある。「安心である」「心地よい」という感情を保つ場合は穏やかに過ごすことができるが，「不安」「怒り」という感情が湧けば，BPSD が出現することになる。

　BPSD は，認知症患者にみられる記憶障害や見当識障害などのいわゆる認知症の中核症状以外の周辺症状を総称したものであり，その概念は1996（平成8）年の IPA（International Psychogeriatric Association，国際老年精神医学会）のシンポジウムで紹介され命名された（西村，2009）。先行研究（Black W. et al.，2004・王ら，2008）では，認知症高齢者の BPSD の出現率は70〜90％とされているが，BPSD はすべての患者にみられるものではない。穏やかに過ごすことができれば，BPSD は軽減する（鈴木みずえら，2009）ため，人的環境や物的環境も視野に入れて，さまざまな角度からアプローチを行うことが求められる。

表1-2-2　BPSD

睡眠障害（昼夜逆転）	徘徊・迷子
不安症状	易怒・興奮
抑うつ症状	拒薬・拒食・拒絶
自殺企図（自殺を図る）	言語的攻撃（暴言）
自発性低下	行動的攻撃（暴力）
心気（過度に心配をする）	依存
気分の易変性（気分が変わりやすい）	人物誤認
感情失禁（泣いたり怒ったりしやすい）	人物に関する状況誤認
焦燥（焦る様子がみられる）	場所に関する状況誤認
多動（じっとしていられない）	火の不始末
妄想	収集癖
被害念慮（非難されていると思う）	不潔行為
幻聴	排泄（尿失禁・放尿・便失禁など）
幻視	多弁（まとまりのない話）
せん妄（夜間も含む）	異食
逸脱行為（社会通念から外れる行動）	過食（食事後にも食事の訴えがある）

出所）王淑媚ら「日中両国の認知症高齢者のBPSDに関する比較検討」『日本保健科学学会誌』
　　　11(1)，2008年，pp.12-19

4．中核症状とBPSDの関係

1）中核症状にさまざまな誘因が重なりBPSDが出現する

　中核症状とBPSDの両者の関係を示すと次ページの図のようになる。認知症では，中核症状など疾患がもつ症状と，本人がもともと持っている性格などの心理学的要因，環境や介護者などとの人間関係などの社会的要因などさまざまな要因がからみ合って，BPSDが生じる。BPSDである妄想や易怒・興奮などの軽減のために，薬物療法を用いることもあるが，認知機能や運動機能に対する副作用も多い。そのため，できるだけ非薬物療法を実践することが望ましい。

　BPSDに対する非薬物療法の基本は，記憶を失い，過去，未来とのつながりを切り離され，不安な患者の"今"を心地良いと感じられるように対応し，環境を整えることに尽きる（鈴木肇ら，2009）。家族の対応のまずさが，BPSDを招いていることも少なくないため，家族に認知症やBPSDの病態を十分説明し，家族が尊厳を持って対応することの重要性を認識できるよう支援することが必要である。

2）中核症状とBPSDの位置関係

　中核症状は，認知症の中心をなす症状であるが，BPSDは周辺症状と呼ばれるように，その周りに随伴して生じる症状である。BPSDは，一部の患者に出現する症状ではなく，すべての

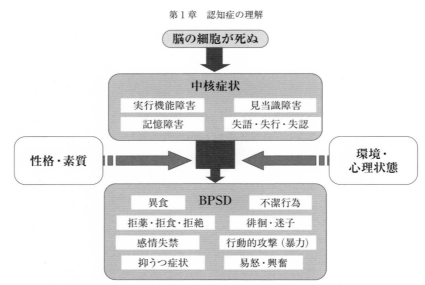

出所）厚生労働省「認知症を理解する」http://www.mhlw.go.jp/seisaku/19.html より一部改変

図１－２－２　中核症状と BPSD の関係

患者が BPSD の出現の可能性をもっている。一過性の BPSD はほとんどの患者に出現する。また，疾患ごとの特性を持っているため，その患者がどのような種類の認知症であるかを見極めながら関わることが重要である。アルツハイマー型認知症の妄想では，記憶障害やそれに伴う時間的感覚の誤認などが背景にあることが多く，一方，前頭側頭型認知症や脳血管性認知症の一部にみられるような激しい攻撃性や脱抑制，レビー小体型認知症でみられる幻視などは，疾患自体の要因の関与が大きく，環境やケアの配慮だけではコントロールできない（鈴木肇ら，2009）。

３）認知症との鑑別が難しい疾患

　記憶障害や BPSD に類似した症状を示す疾患は多く，認知症との鑑別も重要となる。せん妄は，環境が大きく変化する場合に生じやすく，緊急入院や手術後などにみられ，夜間にみられる場合は夜間せん妄と呼ぶ。せん妄は一時的に意識障害・記憶障害・見当識障害などを呈するが，一過性であるため軽快する。

　また，うつ病やうつ症状との鑑別も重要となる。うつ病では被害妄想や意欲の低下などの症状もあるため，的確な診断を行い，うつ病であれば早期に治療を開始することが望ましい。表１－２－３に徴候の比較を示す。

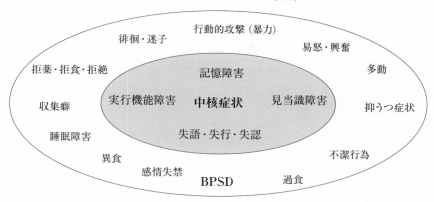

出所) 厚生労働省「認知症を理解する」http://www.mhlw.go.jp/seisaku/19.html より一部改変

図1−2−3　中核症状とBPSDの関係

表1−2−3　せん妄, 認知症, うつ症やうつ症状の臨床徴候の比較

臨床徴候	せん妄	認知症	うつ病やうつ症状
発現	急性／亜急性, しばしば薄明りで, あるいは暗闇で	慢性的, 一般に潜行性	しばしば突然の大きな生活の変化と同時に起こる
経過	短い, 症状の日周的変動, 可逆的	明確な発症はない。徐々に発症, 多くは不可逆的	ある程度明確な発症がある。可逆的
進行	急激に発症する	進行は比較的緩やかである。進行のむらがある	急速に進行する。変動的, 速いか遅いかが均一
持続時間	多くは, 1カ月未満に数時間	数カ月から数年	少なくとも6週間, 数カ月から数年の可能性がある
認識	減少する	はっきりしている	はっきりしている
敏捷性	変動する, 無気力, あるいは極度に用心深い	早期では一般的に正常	正常
注意	損なわれている, 変動する, 危険回避ができない	早期では一般的に正常	容易に気が散る
見当識	一過性の見当識障害	早期では一般的に正常, 進行とともに出現	選択的見当識障害
記憶	一過性の短期記憶障害	短期記憶から障害され, 長期記憶は保持されやすい	即時記憶, 近時記憶, 遠隔記憶共に問題を生じる
思考	混乱に陥っている, ゆがめられた, 断片的な, 思考錯乱性言語	抽象化が困難, 考えが乏しい, 判断力が損なわれ, 言葉を見出すことが困難	損なわれてはいないが, 絶望感, 無力感, あるいは自己非難の傾向がある
知覚	錯覚, 妄想, 幻覚, 現実との誤解の区別が困難	通常欠如している誤解	妄想や幻覚は重度の場合を除いてない
生活	援助が必要	進行に伴い援助が必要	自立していることが多い
睡眠・覚醒サイクル	乱れている, サイクルが逆になっている	疾患からの睡眠障害は見られない	乱れている, 多くは早朝に起きる
関連した特徴	可変的な感情変化, 自律神経	感情が表面的な傾向, 不適当	抑うつ状態の影響, 不快な気

	の超覚醒状態，性格タイプの誇張，急性の疾患と結びついている	で不安定，知性の欠損を隠そうとする試み，性格変化，失語症，洞察力低下	分，誇張して諸述した苦情，個人的な考えで頭がいっぱいになる，入念な言葉

出所）ブラシラら『ヘルシー・エイジング』エルゼビア・ジャパン，2007年，p.692，を一部改変

5．認知症の経過

1）軽度認知障害

　さまざまな調査結果から，認知症の発症のプロセスが明らかになり，生活習慣を含め，認知症予防の可能性が注目されつつある。できるだけ，認知症に至らないように自立した生活を継続することは多くの人が望むことであろう。

　認知症に至る前段階にあたる軽度認知障害の時期に低下する認知機能も，次第に明らかとなっている。軽度認知障害の時期には，エピソード記憶，注意分割力，計画力を含めた思考力の低下が起こりがちであり，認知症予防の観点からはこれらの認知機能を維持するような知的な活動が有効であろうと考えられている（本間，2009）。軽度に認知機能が低下したこの時期の状態である軽度認知障害（Mild Cognitive Impairment：MCI）は，統一的な診断基準が提唱されている。

　また，MCIと類似した概念として，1993年に国際老年精神医学会の検討委員会が提唱した加齢関連認知低下（Aging-associated Cognitive Decline：AACD）も診断基準がある。

表1−2−4　MCIの診断基準

１．認知症または正常のいずれでもないこと
２．客観的な認知障害があり，同時に，客観的な認知機能の経時的低下または主観的な低下の自己報告，あるいは情報提供者による報告があること
３．日常生活能力は維持されており，かつ，複雑な手段的機能は正常か，障害があっても最小であること

出所）本間昭編『認知症の理解』ミネルヴァ書房，2009年，p.79，より引用

表1−2−5　AACD（加齢関連認知低下）の診断基準

１．本人または信頼できる他者から認知的低下が報告されること
２．始まりが緩徐で（急激でなく），6ヶ月以上継続していること
３．認知障害が，以下のいずれかの領域での問題によって特徴づけられること
　　(a)記憶・学習，(b)注意・集中，(c)思考（例えば，問題解決能力），(d)言語（例えば，理解，単語検索），(e)視空間認知
４．比較的健康な個人に対して適応可能な年齢と教育規準が作られている量的な認知評価（神経心理学的検査または精神状態評価）において異常があること。検査の成績が適切な集団の平均よりも少なくともISD（＝標準偏差；データのばらつき具合を表す数値）を下回ること
５．除外規準
　　上に挙げた異常のいずれもがMCIまたは認知症の診断に十分なほどの程度でないこと
　　身体的検査や神経学的検査や臨床検査から，脳の機能低下を引き起こすとされる脳の疾患，損傷，機能不全，または全身的な身体疾患を示す客観的な証拠がないこと

＊その他の除外基準

(a)認知的障害をもっていると観察されがちな，うつ病，不安症，その他の精神的な疾患，(b)器質的な健忘症状，(c)せん妄，(d)脳炎後症候群，(e)脳震盪後症候群，(f)向精神的薬物の使用や中枢作用性薬物の効果による持続的な認知障害

出所）本間昭編『認知症の理解』ミネルヴァ書房，2009年，p.79，より引用

2）認知症の病期における特徴

　MCI は，認知症ではないと診断基準においても明記されているが，ここではその前段状態として取り扱う。また，認知症においては，その種類により経過の差異もある。

表１－２－６　MCI と認知症の経過

病期	中核症状	BPSD	生活の状態
軽度認知障害（MCI）	判断力や注意力がやや低下　軽微な記憶障害		日常生活は自立して送ることができ，仕事や趣味活動等に支障が生じるようになるが何とか継続できる
初期	近時記憶の障害　判断力の低下　進行とともに見当識障害	不安（記憶障害を認識できるため），焦燥，抑うつ症状	仕事や趣味活動等に支障が生じるようになり，支援がないとできない。見守りがあれば日常生活は維持できる
中期	即時記憶障害，近時記憶障害，遠隔記憶障害，エピソード記憶障害，意味記憶障害，見当識障害，失語・失行・失認，実行機能障害	多彩な BPSD の出現（妄想，幻覚，徘徊・迷子，不潔行為，異食，過食，収集癖，感情失禁，焦燥，抑うつ症状，易怒・興奮，拒薬・拒食・拒絶など）	ADL の低下，身体機能が保持されている場合は，徘徊・迷子や多動が出現
重度期	中核症状は存在するものの自発語や活動性の低下により症状が不明瞭となる		セルフケアはほぼ全介助，心身機能の低下が著しく臥床時間が増える

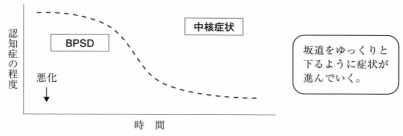

出所）本間昭「認知症の基礎知識，認知症の経過」http://www.e-65.net/index.html を一部改変

図１－２－４　アルツハイマー型認知症の経過

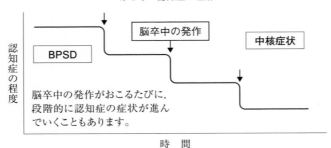

出所）図 1 − 2 − 4 と同じ

図 1 − 2 − 5　脳血管障害による認知症の経過

注
1)　本書では，DSM-Ⅳ-TR に依拠し，アルツハイマー型認知症と表記する。

＜引用・参考文献＞
朝田隆「BPSD に対する薬物以外の対応と家族へのアドバイス」『*Cognition and Dementia*』第 9 巻第
　2 号，2010年，pp.47-52
朝田隆ほか「日本語版 BEHAVE-AD の信頼性について」『老年精神医学雑誌』第10巻，1999年，
　pp.825-834
雨海照祥「Mini Nutritional Assessment—高齢者のアウトカム指標としての栄養判定基準—」『臨床栄
　養』第114巻第 6 号，2009年，pp.627-637
安藤邑惠ほか編『ICF の視点に基づく高齢者ケアプロセス』2009年，学文社，p.123
衞藤暢明ほか「救命救急センターに搬送された自殺企図者の精神医学的評価—平成18年度のリエゾン
　活動から—」『福岡大学医学部紀要』第35巻第 1 号，2008年，pp.25-33
王淑媚ほか「日中両国の認知症高齢者の BPSD に関する比較検討」『日本保健科学学会誌』第11巻第
　1 号，2008年，pp.12-19
岡田慶一『介護老人保健施設認知症棟における摂食・嚥下障害—問題の分類と対策—』『北関東医学』
　第59巻第 1 号，2009年，pp.9-14
厚生労働省「認知症を理解する」http://www.mhlw.go.jp/seisaku/19.html
サドック，B. J. ほか，井上令一ほか監訳『カプラン臨床精神医学テキスト　第 2 版』メディカル・サイ
　エンス・インターナショナル，2006年
鈴木肇ほか（いわて盛岡認知症介護予防プロジェクトもの忘れ検診専門医部会編）『かかりつけ医とケ
　アスタッフのための BPSD 対応マニュアル』南山堂，2009年，p.9
鈴木みずえほか「重度認知症病棟における認知症ケアマッピングを用いたパーソン・センタード・ケ
　アに関する介入の効果」『老年精神医学雑誌』第20巻第 6 号，2009年，pp.668-679
西村浩「BPSD の概念と対応；治療上の問題点」『老年精神医学雑誌』第20巻（増刊号Ⅲ），2009年，
　pp.87-94
日本神経学会監修，「認知症疾患診療ガイドライン」作成委員会編『認知症疾患診療ガイドライン
　2017』医学書院，2017年，p.7
日本認知症学会編『認知症テキストハンドブック』中外医学社，2009年，pp.114-138
認知症介護研究・研修東京センター『第 2 版　新しい認知症介護—実践者編（認知症介護実践研修テ
　キストシリーズ 1 ）』中央法規出版，2006年，p.239
博野信次ほか「日本語版 Neuropsychiatric Inventory；痴呆の精神症状評価法の有用性の検討」『脳と

神経』第49巻，1997年，pp.266-271

J. E. ビリン& K. W. シャイエ編，藤田綾子ほか訳『エイジング心理学ハンドブック』北大路書房，2008年，pp.150-167

プラシラ・エバーソールほか『ヘルシー・エイジング』エルゼビア・ジャパン，2007年，p.692

本間昭『認知症予防・支援マニュアル　改訂版』厚生労働省介護予防マニュアルの改訂に関する研究班，2009年，pp.2-9，
https://www.mhlw.go.jp/topics/2009/05/dl/tp0501-1h_0001.pdf（2019年12月27日）

本間昭編『認知症の理解』ミネルヴァ書房，2009年，p.12

三根浩一郎「介護老人保健施設におけるBPSDへの対応と課題」『老年精神医学雑誌』第18巻第12号，2007年，pp.1318-1324

American Psychiatric Association, 佐藤光源ほか監訳『米国精神医学会治療ガイドライン　コンペンディアム』医学書院，2006年

American Psychiatric Association, 高橋三郎ほか訳『DSM-IV-TR 精神疾患の診断・統計マニュアル』医学書院，2002年

Black, W., Almeida, O. P., *A systematic review of the association between the behavioral and psychological symptoms of dementia and burden of care*, Intpsychogeriatr, 16（3）：2004, p.295

Cummings, J. L. et al., *The Neuropsychiatric Inventory: Comprehensive assessment of psychopathology in dementia*, Neurology, 1994, 44：pp.2308-2314

Reisberg, B. et al., Behavioral symptoms in Alzheimer's disease: Phenomenology and treatment, *J Clin Psychiatry*, 48（Supp. 1-5），1987, pp.9-15

第2章

認知症とその療法

第1節　代表的な認知症

1．アルツハイマー型認知症

　アルツハイマー型認知症は，病理学的に神経原線維変化とアミロイドの2つの変化を特徴とするアルツハイマー病によって，大脳皮質，海馬，前脳底部で神経細胞死，シナプス減少，アセチルコリン低下がみられる。主要症状は緩徐進行性の出来事記憶障害に始まる記憶と学習の障害が典型的で，失語，遂行機能障害，視空間機能障害と人格障害など社会的認知機能の障害に進展する（日本神経学会監修，「認知症疾患診療ガイドライン」作成委員会編，2017）。

1）発症要因

　神経原線維変化，アミロイド（老人斑），神経細胞（シナプス）の脱落がみられることが特徴であり，まだ十分には解明されていないが，加齢，遺伝的要因，環境要因が考えられている。加齢に伴いアルツハイマー病の発症率は高くなるが，加齢による心身機能の低下が発症に影響を与えていると考えられている。男性より女性の方が，平均寿命が長いこともあいまって，女性の発症率が高い傾向がある。遺伝的要因としては，常染色体優性遺伝性アルツハイマー病は，多数の遺伝子変異が認められており，神経原線維変化と神経細胞死を誘発し，軽度認知障害や認知症を発症する。家系内でアルツハイマー病が多発する場合は家族性アルツハイマー病であり，家族内の発症がなく，発病者がみられる場合は孤発性アルツハイマー病である。環境要因としては，食習慣や運動習慣などその人の生活様式が発症に関与するという考え方もあり，糖尿病や動脈硬化などの生活習慣病もアルツハイマー病の発症に影響を与えると考えられている。

2）アルツハイマー型認知症の主な症状

(1) 記憶障害

　海馬と側頭葉内側面の障害により，物忘れや記銘力の障害が生じる。出来事記憶の障害が特徴的であり，取り繕いなどもしばしばみられる。海馬の領域の障害であることから，即時記憶障害や近時記憶障害から始まり，体験をともなった（食事を食べたなど）数分前のことも記憶に留めることができなくなる。中程度になると長期記憶障害へと進行し，その人にとって大切なエピソード（結婚式など）も思い出せなくなり，重度ではほとんどすべての記憶が障害される。

15

(2) 構成障害

初期の段階から，時計，立方体や複雑な図形の模写ができなくなる。クロック・ドローイングテストでは，円の中に時計を描いてもらう認知症を診断するテストである。そのような疾患の特性から，Alzheimer's Disease Assessment Scale（ADAS）認知機能検査の認知行動では，立方形などの図形を模写する能力である構成行為を評価する。

(3) 見当識障害

見当識障害とは，現在の日時，自分がいる場所，周囲の人との関係などが正しく認識できない状態をいう。認知症の進行により，身近な人も判別できなくなる。

(4) 遂行機能障害

仕事や家事を行っている場合は，初期の段階で気づくきっかけとなる。仕事や家事を段取りよく行えないことから始まる。遂行機能障害が進行すると，日常生活におけるセルフケアも自分自身で行えなくなる（お風呂に入るなどを嫌がるなど）。

(5) 言語障害・書字障害

発症前のように話をしているようにみえても，伝えたいことに必要な言葉を思い出すことができず，「それ」「これ」などの言葉を使うことが多くなる。そのため，書字も困難になる。

3）経過

記憶障害などが徐々に進行していき，普段できていたこともできなくなっていく。病状が進行するにつれ，記憶障害も高度となるため，病識もなくにこにこしていることが多く（多幸症），最終的には言葉の理解や発語もできなくなり，運動能力の喪失から寝たきり状態となり，誤嚥性肺炎などの感染症にて死亡することが多い。ただし，認知症の治療により進行を緩やかにす

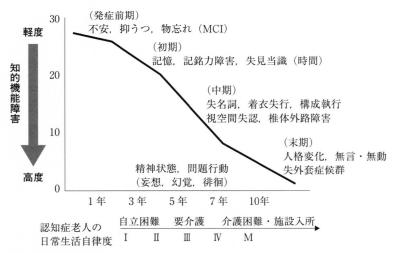

出所）老年期のこころの医学　https://www.minnanokaigo.com/news/kaigogaku/no104/

図２－１－１　アルツハイマー型認知症の症状と経過

ることもできるため，その経過は一様ではない。

２．脳血管性認知症

　脳血管性認知症は，①認知症がある，②脳血管障害がある，③両者に因果関係がある，という３点を含む。多発梗塞性脳梗塞や多発性ラクナ梗塞などが原因となって，脳の血液循環が不良になることで脳神経細胞が機能しなくなることによって発症する。

１）発症要因

　脳血管障害により，脳神経細胞や神経線維の破壊により，認知機能の低下を招く。以下に臨床亜型を示す。

(1)多発梗塞性認知症

　主幹動脈の閉鎖によって生じる脳梗塞による。大脳皮質や白質に障害が生じている。

(2)戦略的な部位の単一病変による認知症

　認知機能に関連する重要な部位である海馬などの血管障害により，急性に記憶障害を主軸とした認知症が発症する。時間経過とともに改善する場合もある。

(3)小血管病性認知症（多発性ラクナ梗塞など）

　多発性ラクナ梗塞では，高血圧による細動脈硬化により白質線維連絡の障害により認知症を発症する。脳の血流障害などにより，大脳白質が広範囲にわたって機能を失うことで，認知症を発症する。

(4)低灌流性認知症

　高度な循環不全や心停止などによる脳全体の循環不全や低酸素が原因となって，認知症を発症する。

(5)脳出血性認知症

　脳出血やクモ膜下出血が原因となって，認知症を発症する。

２）脳血管性認知症の主な症状

(1)まだら認知症

　脳の障害が生じている部位によって，症状はさまざまであり，認知機能が低下している部分とそうでない部分が混在する。そのため，認知機能が一様に低下するのではなく，まだらとなる。また，できる部分とできない部分が日によって異なる場合もある。

(2)無気力・無関心

　集中できる時間が短かったり，注意力が散漫になることも多く，無気力や無関心となることが多い。

(3)感情失禁

　急に泣いたり，急に怒ったりと感情の起伏がある。あふれだした感情を自分自身でコントロー

ルできなくなる。

(4) その他の症状

実行機能障害，抑うつ，運動機能障害（歩行障害，麻痺，嚥下障害，失語など），など。記憶障害は比較的軽度であり，判断力は保たれている場合が多い。

3）経過

脳血管障害により急性もしくは慢性の脳虚血により脳機能が低下することで発症し，その後，脳血管障害が生じるごとに階段を下るように悪化することが多い。

4）血管性認知症の危険因子とその管理

危険因子としては，加齢，運動不足，脳血管障害の既往（特に再発性），高血圧，糖尿病，脂質異常症，肥満，心房細動，喫煙などがある。そのため，発症予防としては，血圧のコントロール，禁煙，身体運動，継続的な体重管理（肥満予防）が重要であり，生活習慣を見直すことで，発症の予防に役立つ。

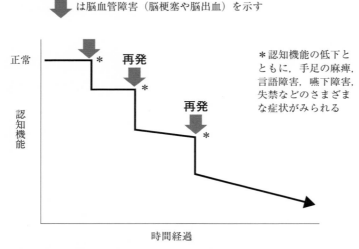

出所）一般社団法人日本神経学会　山田正仁（金沢大学）・図
https://www.neurology-jp.org/public/disease/vascular.html

図 2 - 1 - 2　血管性認知症の経過

3．レビー小体型認知症

レビー小体型認知症は，レビー小体の存在を特徴とする病態のすべてを包含する疾患概念である。変動する認知障害，パーキンソニズム，繰り返す具体的な原子の中核的特徴に加えて，示唆的特徴として，レム期睡眠行動異常症，顕著な抗精神病薬に対する過敏性，大脳基底核でのドパミントランスポーターの取り込み低下がある。

1）発症要因

　レビー小体（主に α シヌクレインで構成されている）の増加により，神経細胞が変性することによって生じる。レビー小体を伴う認知症はパーキンソン病と類縁関係にあり，長期経過したパーキンソン病から発症することもある。パーキンソン病では，レビー小体が脳幹に出現するが，レビー小体型認知症では，さらに大脳皮質にも出現する。アルツハイマー型認知症の病理である老人斑と神経原線維変化の症状もあり，後頭葉の血流低下も認められる。

2）レビー小体型認知症の主な特徴

(1)認知機能の変動

　認知機能が一様ではなく，一見すると認知機能に全く課題がないような状況もあれば，その反面，意思疎通や周囲への関心の低下など，著しく日常生活に支障を生じる場合など，変動が大きいという特徴がある。ただし，記憶障害は目立たないことが多い。

(2)幻視

　幻視は明瞭であり，人間や鳥などの動物，あるいは昆虫などが多く，同じような場面で繰り返し幻視をみることが多い。幻視の内容は具体的であり，かつそれを記憶に留めていることが多く，記憶しているかどうかはせん妄との判別に活用できる（せん妄では記憶されていない）。薄暗い環境の中で生じることが多く，精神状態にも左右される。パンくずを虫だと認識したり，天井や壁のシミを蛇だと思うこともあるため，環境を整えることにより，幻視の機会の低減につながる。

(3)パーキンソニズム

　レビー小体型認知症はパーキンソン病と類縁関係にあるため，筋肉の動かしにくさ，緩慢な動作，小刻み歩行などの運動障害や表情の乏しさなどがある。

(4)レム期睡眠行動異常症

　通常は，レム睡眠期には脳は覚醒時に近い活動をしており，全身の骨格筋は緊張が低下しているが，このレム睡眠期に，筋緊張の抑制がされず，大声を出したり，暴れたりするなどの症状を起こす。

(5)顕著な抗精神病薬に対する過敏性

　抗精神病薬が少量であっても，薬効が強くなり，副作用が出現することがある。幻視などに対して，抗精神病薬を使用することで，ADL が著明に低下することも多く，レビー小体型認知症を疑う場合には抗精神病薬は用いない。

(6)その他

　自律神経障害として起立性低血圧や抑うつ症状などもある。

3）経過

　経過はさまざまであり，一様ではない。

4．前頭側頭葉変性症

　前頭側頭葉変性症は，ピック病を原型とし，主として初老期に発症し，前頭葉と側頭葉を中心とする神経細胞の変性・脱落により，著明な行動異常，精神症状，言語障害などを特徴とする進行性の非アルツハイマー病であり，経過中に行動障害や認知機能障害以外にも，パーキンソニズムや運動ニューロン症状をはじめとする種々の程度の運動障害を認めうる（日本神経学会監修，「認知症疾患診療ガイドライン」作成委員会編，2017）。なお，前頭側頭型認知症という診断名を用いることが多い。

1）発症要因

　タウタンパク質やTDA-43などが神経細胞やグリア細胞に蓄積して発症する。

2）臨床的分類

(1) 行動障害型前頭側頭型認知症

　前頭前野の萎縮を主体とし，社会的に不適切な行動，礼儀やマナーの欠如，固執・常同性，無関心，食事嗜好の変化，過食，遂行課題の障害，などの症状がある。

(2) 意味性認知症

　側頭極ならびに中・下側頭回などの限局委縮を主体とし，物品呼称の障害，単語理解の障害が必須所見であり，対象物に対する知識の障害，表層性失読・失書，復唱は保たれる，などの症状がある。

(3) 進行性非流暢性失語

　左優位で限局委縮を主体とし，① 言語の障害が最も顕著である，② 言語障害は日常生活の障害の主要原因である，③ 失語は初発症状で，罹患早期は主症状である，の3つすべてを認める。発語における失文法，努力性で滞りのみられる発話，不規則な音韻の誤りや歪みを伴う。

3）経過

　進行性の変性疾患であるが，根本的な治療法は確立されていない状況にある。筋委縮や筋力低下がみられる場合は，呼吸不全や嚥下障害を招き，予後に関わる。

第2節　認知症の療法

1．認知機能を把握

　認知症にはさまざまな種類があり，どのような認知症であるのかを診断し，それぞれの認知症の種類に応じた特徴を知り，その特徴に応じたケアを行うことが重要である。しかし，認知機能が低下しており，日常生活行動に支障が生じている場合であっても認知症の診断すらない場合もある。そのため高齢者ケアにおいては，対象者の認知機能を把握することが必要となる。ここでは，代表的な認知機能を把握するための質問法と観察法を紹介する。

1）質問法

　対象となる高齢者と直接話をする機会を設け，質問の回答などをもとに認知機能を評価する。しかし，高度な難聴があったり，身体機能が低下しているなどの場合は実施が困難である。また，その回答が困難であると本人が認識した場合に，質問に回答することを拒否される場合もある。対象者の個別性を把握してから実施することが望ましい。

　質問法を行う場合は，質問法を受ける本人と質問法を行う評価者の関係性によっても，その結果が左右されることも多い。また，その本人が不安や不快が強い時なども正確な測定はできないため，BPSD が出現していない状況で実施する。経時的に質問法を行うことで，認知機能の推移を測定することができる。

(1) 改訂長谷川式簡易知能評価スケール（HDS-R）（表2－2－1）

　医療機関や介護施設などで幅広く使用されている認知機能を評価するスケールであり，年齢，見当識，記銘，計算，言語の流暢性からなる9項目のテストであり，30点満点であり，20点以下は認知機能の低下があるとみなす。

　日本で最も頻繁に使用されている認知機能に関する簡易知能検査であり，介護保険制度の認定調査でも活用されている。言語を用いて質問を行うため，難聴である場合は配慮が必要であり，5つの品物を見せてそれを記憶に留めて回答を得る質問項目もあるため，視覚障害の場合には用いることができない。また，失語症などコミュニケーション障害がある場合も使用できない。

＜HDS-R 実施時の注意＞

　① 年齢では，満年齢±2歳は正答である。高齢者の場合は，満年齢ではなく数えの年齢を答える場合も多い。

　② 日時の見当識では，カレンダーなどの手がかりを利用しているかどうかも観察する。

　③ 場所の見当識が回答できない場合は，認知症のみならず前頭葉の障害でも生じやすい。

　④ 3つの言葉の記名については，「後でもう一度尋ねる」と伝えた際の反応，復唱の順序，

表 2 - 2 - 1　改訂長谷川式簡易知能評価スケール（HDS-R）

	質　問　内　容		配　点
1	お歳はいくつですか？（2年までの誤差は正解）		
2	今日は何年の何月何日ですか？何曜日ですか？ 　（年月日，曜日が正解でそれぞれ1点ずつ）	年 月 日 曜日	0　1 0　1 0　1 0　1
3	私たちが今いるところはどこですか？ 　（自発的に出れば2点，5秒おいて家ですか？病院ですか？施設ですか？ のなかから正しい選択をすれば1点）		0　1　2
4	これから言う3つの言葉を言ってみてください。あとでまた聞きますのでよく覚えて おいてください。 　（以下の系列のいずれか1つで，採用した系列に○印を付けておく） 　1：a）桜　b）猫　c）電車　2：a）梅　b）犬　c）自転車		0　1 0　1 0　1
5	100から7を順番に引いてください。（100-7は？それからまた7を引く と？と質問する。最初の答えが不正解の場合，うちきる）	(93) (86)	0　1 0　1
6	私がこれから言う数字を逆から言ってください。（6-8-2，3-5-2-9を逆 に言ってもらう。3桁逆唱に失敗したら，うちきる）	2-8-6 9-2-5-3	0　1 0　1
7	先ほど覚えてもらった言葉をもう一度言ってみてください。 　（自発的に回答があれば各2点，もし回答がない場合，以下のヒントを与え正解であ れば1点）a）植物　b）動物　c）乗り物		a：0　1　2 b：0　1　2 c：0　1　2
8	これから5つの品物を見せます。それを隠しますので何があったか言ってください。 　（時計，鍵，タバコ，ペン，硬貨など必ず無関係なもの）		0　1　2 3　4　5
9	知っている野菜の名前をできるだけ多く言ってください。 　（答えた野菜の名前を右欄に記入する。途中でつまり，10 秒間待っても出ない場合にはそこでうちきる）0～5＝0 点，6＝1点，7＝2点， 8＝3点，9＝4点，10＝5点		
		合計点	

出所）小澤利男ら編『高齢者の生活機能評価ガイド』医歯薬出版，2006年，p.35，より引用

　検査を受けた経験（3つの言葉を聞いた記憶）にも注意する。

⑤ 計算では，反応スピード，引き算のミス，数字の概念などにも注意する。

⑥ 数字の逆唱では，説明の理解が不十分であるか，順序が認識できないなどもある。

⑦ 3つの言葉の想起では，説明を覚えているのか，ヒントは有効なのか，分からない場合
　どのように対応するのか（作話など）も観察する。

⑧ 5つの物品記名では，物品を見ている間の集中状況や物品そのものを認識しているかも
　観察する。

⑨ 野菜の質問では，反応スピードや野菜名というカテゴリーが認識できているのか（ボール
　ペンなどの回答がないか）観察する。

(2) Mini-Mental State Examination（MMSE）（表2−2−2）

　改訂長谷川式簡易知能評価スケールは日本での使用が多いが，MMSE は，国際的に広く使用される。MMSE は，見当識，記憶，注意と計算，言語（文章を読んで指示に従う，文章を書く），構成（図形の模写）について項目がある。30点満点であり，23点以下は認知機能の低下があるとみなす。

表2−2−2　Mini-Mental State Examination（MMSE）

質　問　内　容	回答	得点
1（5点）　今年は何年ですか 今の季節は何ですか 今日は何曜日ですか 今日は何月何日ですか	年 曜日 月 日	
2（5点）　ここは何県ですか ここは何市ですか ここは何病院ですか ここは何階ですか ここは何地方ですか（例：関東地方）	県 市 階 	
3（3点）　物品名3個（相互に無関係） 検者は物の名前を1秒間に1個ずつ言う。その後，被検者に繰り返しさせる 正答1個につき1点を与える。3例すべて言うまで繰り返す（6回まで） 何回繰り返したかを記せ　　　回		
4（5点）　100から順に7を引き（5回まで），あるいは「フジノヤマ」を逆唱させる		
5（3点）　3で提示した物品名を再度復唱させる		
6（2点）　（時計を見せながら）これは何ですか （鉛筆を見せながら）これは何ですか		
7（1点）　次の文章を繰り返させる 「みんなで，力をあわせて綱を引きます」		
8（3点）　（3段階の命令） 「右手にこの紙をもってください」 「それを半分に折りたたんでください」 「机の上に置いてください」		
9（1点）　（次の文章を読んで，その指示に従ってください） 「眼を閉じなさい」		
10（1点）　（何か文章を書いてください）		
11（1点）　（つぎの図形を書いてください）		
	得点合計	

出所）小澤利男ら編『高齢者の生活機能評価ガイド』医歯薬出版，2006年，p37，より引用

2）観察法

　観察法は，高齢者の認知機能の状況を普段の日常生活の営みの状況から観察を通じて評価する方法である。質問法が実施できない場合などであっても，観察法により認知機能の状況を概観できる。観察法では医療職や介護職が直接対象者の日常生活の状況を観察して情報を得る場合と，高齢者の家族などその人の日常生活の状況をよく知っている人に対し情報を得る場合がある。

（1）認知症高齢者の日常生活の自立度判断基準（表2－2－3）

　認知症高齢者の日常生活の自立度判断基準は，介護保険制度で用いることが多く，医療機関や地域や施設などの現場においても活用されている。

表2－2－3　認知症高齢者の日常生活の自立度判定基準

ランク	判定基準	見られる症状・行動の例
Ⅰ	何らかの認知症を有するが，日常生活は家庭内及び社会的にほぼ自立している	
Ⅱ	日常生活に支障を来すような症状・行動や意思疎通の困難さが多少見られても，誰かが注意していれば自立できる	
Ⅱa	家庭外で上記Ⅱの状態が見られる	たびたび道に迷うとか，買物や事務，金銭管理などそれまでできたことにミスがめだつなど
Ⅱb	家庭内で上記Ⅱの状態が見られる	服薬管理ができない，電話の応対や訪問者との応対など一人で留守番ができないなど
Ⅲ	日常生活に支障を来すような症状・行動や意思疎通の困難さがときどきみられ，介護を必要とする	
Ⅲa	日中を中心として上記Ⅲの状態が見られる。	着替え，食事，排便・排尿が上手にできない，時間がかかる，やたらに物を口に入れる，物を拾い集める，徘徊，失禁，大声・奇声をあげる，火の不始末，不潔行為，性的異常行為など
Ⅲb	夜間を中心として上記Ⅲの状態が見られる	ランクⅢaに同じ
Ⅳ	日常生活に支障を来すような症状・行動や意思疎通の困難さが頻繁に見られ，常に介護を必要とする	ランクⅢaに同じ
M	著しい精神症状や問題行動あるいは重篤な身体疾患が見られ，専門医療を必要とする	せん妄，妄想，興奮，自傷・他害などの精神症状や精神症状に起因する問題行動が継続する状態など

出所）厚生労働省「認知症高齢者の日常生活自立度判定基準」

　わが国においては，認知機能が低下しており日常生活を送ることも困難である場合であっても，認知症という疾患の診断がない場合も多く，そのため，認知症高齢者の日常生活自立度判定基準ランクⅡ以上は，認知症があるとみなすという見解が使用されている。

　認知症がない場合は，「自立」であるため，ランクづけは行わない。ランクⅠでは，軽度の物忘れがあるが，火の不始末や薬の飲み忘れは見られず，家族や支援をする人がいれば日常で困る事はほとんどない状態である。加齢に伴う年齢相応の物忘れの場合もランクⅠの判定がされる場合もあるが，軽度認知機能（MCI）の場合においてもランクⅠに該当する。

　ランクⅡにおいては，日常生活の困難さが家庭の中で生じているのか，あるいは家庭外で生じているのかによって判定を行う。住み慣れた家庭の中ではある程度生活習慣に根付いた行動ができるため，家庭外と比較すると活動しやすい傾向にある。また，「内服管理が自分でできるか否か」は重要であり，内服管理ができない場合は，Ⅱb以下となる。

　ランクMでは，BPSD が多く出現している状況であり，それにより日常生活を送ることが困難となる。せん妄等の一時的な精神状態の悪化となっているため，専門医を受診する必要がある状態である。認知症がある人の不安や不快が高まることでランクMに至ることが多く，そのため，どのランクからもランクMへ移行する可能性がある。また，ランクMとなった原因が解決できれば，元のランクへ戻る可能性も高い。

⑵ 柄澤式「老人知能の臨床的判定基準」（表 2 - 2 - 4 ）

　日常生活能力，日常会話・意思疎通を中心に日常生活における困難さを評価する。

表 2 - 2 - 4　柄澤式「老人知能の臨床的判断基準」

判　　定		日常生活能力	日常会話・意思疎通	具体的例示
正常	（－）	社会的，家庭的に自立	普　通	活発な知的活動維持（優秀老人）
	（±）	同　上	同　上	通常の社会活動と家庭内活動可能
異常衰退	軽度（±）	通常の家庭内での行動はほぼ自立 日常生活上，助言や介助は必要ないか，あっても軽度	ほぼ普通	社会的な出来事への興味や関心が乏しい 話題が乏しく，限られている 同じことを繰り返し話す，たずねる いままでできた作業（事務，家事，買い物など）にミスまたは能力低下が目立つ
	中程度（＋ 2 ）	知能低下のため，日常生活が一人ではちょっとおぼつかない 助言や介助が必要	簡単な日常会話はどうやら可能 意思疎通は可能だが不十分，時間がかかる	なれない状況で場所を間違えたり道に迷う 金銭管理や適正な服薬に他人の援助が必要
	高度（＋ 3 ）	日常生活が一人ではとても無理 日常生活の多くに助言や介助が必要，あるいは失敗行為が多く目が離せない	簡単な日常会話すらおぼつかない 意思疎通が乏しく困難	なれた状況でも場所を間違え道に迷う さっき食事をしたこと，さっき言ったことすら忘れる
	最高度（＋ 4 ）	同　上	同　上	自分の名前や出生地すら忘れる 身近な家族と他人の区別もつかない

出所）日本認知症ケア学会編『認知症ケア標準テキスト　改訂・認知症ケアの実際Ⅰ：総論』ワールドプランニング，
　　　2011年，p84，より引用

⑶ FAST（Functional Assessment Staging）（表 2 − 2 − 5）

　アルツハイマー型認知症の病状ステージを，生活機能の面から分類した観察式の評価尺度である。ADL 障害の程度によって分類されており世界的にもよく使用され，アルツハイマー病の病期を，正常も含めて 7 段階で分類されている。この尺度を活用することで，現在の状況のみならず，今後予測される経過も概観することができる。ただし，質問法とは異なりスコア化をする方法ではないため，不明瞭な部分はある。

表 2 − 2 − 5　Functional Assessment Staging（FAST）

FAST stage	臨床診断	FAST における特徴	臨床的特など
1．認知機能の障害なし	正常	主観的にも客観的にも機能低下は認められない	5〜10 年前と比較して，職業あるいは社会生活上，主観的および客観的にも変化はまったく認められず支障をきたすこともない
2．非常に軽度の認知機能の低下	年齢相応	ものの置き忘れを訴える。喚語困難	名前や物の場所，約束を忘れたりすることが年齢相応の変化であり，親しい友人や同僚にも通常は気づかれない。複雑な仕事を遂行したり，込み入った社会生活に適応していく上で支障はない。多くの場合，正常な老化以外の状態は認められない
3．軽度の認知機能低下	境界状態	熟練を要する仕事の場面では機能低下が同僚によって認められる。新しい場所に旅行することは困難	重要な約束を忘れてしまうことがある。初めての土地への旅行のような複雑な作業を遂行する場合には機能低下が明らかになる。買い物や家計の管理あるいはよく知っている場所への旅行など日常行っている作業をするうえでは支障はない。熟練を要する職業や社会的活動から退職してしまうこともあるが，その後の日常生活の中では障害は明らかとはならず，臨床的には軽微である
4．中程度の認知機能低下	軽度のアルツハイマー型認知症	夕食に客を招く段取りをつけたり，家計を管理をしたり，買い物をしたりする程度の仕事でも支障を来す	買い物で必要なものを必要な量だけ買うことができない。誰かがついていないと買い物の勘定を正しく払うことができない。自分で洋服を選んで着たり，入浴したり，行き慣れている所へ行ったりすることには支障はないために日常生活では介助を要しないが，社会生活では支障を来すことがある。単身でアパート生活している老人の場合，家賃の額で大家とトラブルを起こすようなことがある
5．やや重度の認知機能低下	中程度のアルツハイマー型認知症	介助なしでは適切な洋服を選んで着ることができない，入浴させるときにもなんとかなだめすかして説得することが必要なこともある	家庭での日常生活でも自立できない。買い物をひとりですることはできない。季節にあった洋服を選んだりすることができないために介助が必要となる。明らかにつり合いがとれていない組合せで服を着たりし，適切に洋服を選べない。毎日の入浴を忘れることもある。なだめすかして入浴させなければならないにしても，自分で体をきちんと洗うことはできるし，お湯の調節もできる。自動車を適切か

			つ安全に運転できなくなり，不適切にスピードを上げたり下げたり，また信号を無視したりする。無事故だった人が初めて事故を起こすこともある。きちんと服が揃えてあれば適切に着ることはできる。大声をあげたりするような感情障害や多動，睡眠障害によって家庭で不適応を起こし医師による治療的かかわりがしばしば必要になる
6．重度の認知機能低下	やや高度のアルツハイマー型認知症	(a)不適切な着衣	寝巻の上に普段着を重ねて着てしまう。靴紐が結べなかったり，ボタンを掛けられなかったり，ネクタイをきちんと結べなかったり，左右間違えずに靴をはけなかったりする。着衣も介助が必要になる
		(b)入浴に介助を要す。入浴を嫌がる	お湯の温度や量を調節できなくなり，体もうまく洗えなくなる。浴槽に入ったり出たりすることもできにくくなり，風呂から出た後もきちんと体を拭くことができない。このような障害に先行して風呂に入りたがらない，嫌がるという行動がみられることもある
		(c)トイレの水を流せなくなる	用を済ませた後，水を流すのを忘れたり，きちんと拭くのを忘れる。あるいは済ませた後，服をきちんと直せなかったりする
		(d)尿失禁	時に(c)の段階と同時に起こるが，これらの段階の間には数ヶ月間の間隔があることが多い。この時期に起こる尿失禁は尿路感染やほかの生殖泌尿器系の障害とも連なる。この時期の尿失禁は適切な排泄行動を行ううえでの認知機能の低下によって起こる
		(e)便失禁	この時期の障害は(c)や(d)の段階でみられることもあるが，通常は一時的にしろ，別々にみられることが多い。焦燥や明らかな精神病様症状のために医療施設を受診することも多い。攻撃的行為や失禁のために施設入所が考慮されることが多い
7．非常に高度の認知機能低下	高度のアルツハイマー型認知症	(a)最大限約6語に限定された言語機能の低下	語彙と言語能力の貧困化は Alzheime 型認知症の特徴であるが，発語量の減少と話し言葉のとぎれがしばしば認められる。更に進行すると完全な文章を話す能力は次第に失われる。失禁がみられるようになると，話し言葉は幾つかの単語あるいは短い文節に限られ，語彙は2，3の単語のみに限られてしまう
		(b)理解し得る語彙はただ1つの単語となる	最後に残される単語には個人差があり，ある患者では"はい"という言葉が肯定と否定の両方の意志を示すときもあり，逆に"いいえ"という返事が両方の意味をもつこともある。病期が進行するに従ってこのようなただ1つの言葉も失われてしまう。一見，言葉が完全に失われてしまったと思われてから数ヵ月後

		に突然最後に残されていた単語を一時的に発語することがあるが，理解し得る話し言葉が失われた後は叫び声や意味不明のぶつぶつ言う声のみとなる
	(c) 歩行能力の喪失	歩行障害が出現する。ゆっくりとした小刻みの歩行となり階段の上り下りに介助を要するようになる。歩行できなくなる時期は個人差はあるが，次第に歩行がゆっくりとなり，歩幅が小さくなっていく場合もあり，歩くときに前方あるいは後方や側方に傾いたりする。寝たきりとなって数ヵ月すると拘縮が出現する
	(d) 着座能力の喪失	寝たきり状態であってもはじめのうち介助なしで椅子に座っていることは可能である。しかし，次第に介助なしで椅子に座っていることもできなくなる。この時期ではまだ笑ったり，噛んだり，握ることはできる
	(e) 笑う能力の喪失	この時期では，刺激に対して眼球をゆっくり動かすことは可能である。多くの患者では，把握反射は嚥下運動とともに保たれる
	(f) 昏迷および昏睡	Alzheimer 型認知症の末期ともいえるこの時期は，本疾患に付随する代謝機能の低下と関連する

出所）日本認知症ケア学会編『認知症ケア標準テキスト　改訂・認知症ケアの実際Ⅰ：総論』ワールドプランニング，2011年，pp.88-89，と一部修正して引用

＜アルツハイマー型認知症の末期＞

　アルツハイマー型認知症は，表2－2－5のような経過をたどるが，高度のアルツハイマー型認知症においては，脳の萎縮が進行し，その萎縮が脳幹部に至る。脳幹（中脳・橋・延髄）は，生命維持の中枢をつかさどっており，この部分が障害されると呼吸停止や心停止に至る。脳幹が障害された場合は，アルツハイマー型認知症に限らず，その治療を行うことができない。

　しかしながら，上記の状態まで脳が委縮する前に高度のアルツハイマー型認知症では，咀嚼・嚥下機能も障害されているため，誤嚥性肺炎を繰り返して死に至ることが多い。また，尿路感染症，インフルエンザ，ノロウイルス感染症など，あるいは廃用症候群（生活不活発病）などによることもある。

(4)認知症の徴候チェックリスト（表2－2－6）

　本人自身やあるいは家族，友人など高齢者の状態をよく知っている方が認知症の徴候を
チェックするためのリストであり，24点以下の場合は，認知症の疑いがあるとみなす。高齢者
自身が，認知機能が低下しているということを自覚することは難しいが，高齢者の身近な家族
がいつもと同じではない状況（例：綺麗好きであったのに，掃除をしなくなった。同じ物ばかりを
買うようになった，など）に気づくことが多い。

表2－2－6　認知症の徴候チェックリスト

　現在の日常生活と1年前の状態を比べたご自分の状態について「よくなった，あるいはほとんど同じ」「多
少悪くなった」「とても悪くなった」の3段階で，それぞれの項目の数字に○をつけてください。

チェック項目	よくなった・同じ	多少悪くなった	とても悪くなった
1　曜日や月がわかりますか？	2	1	0
2　以前と同じように道がわかりますか？	2	1	0
3　住所・電話番号を覚えていますか？	2	1	0
4　物がいつもしまわれている場所を覚えていますか？	2	1	0
5　物がいつもの場所にないとき，見つけることができますか？	2	1	0
6　洗濯機やテレビのリモコンなどの電気製品を使いこなせますか？	2	1	0
7　自分で状況にあった着衣ができていますか？	2	1	0
8　買い物でお金が払えますか？	2	1	0
9　身体の具合が悪くなったわけではないのに，行動が不活発になりましたか？	2	1	0
10　本の内容やテレビドラマの筋がわかりますか？	2	1	0
11　手紙を書いていますか？	2	1	0
12　数日前の会話を自分から思い出すことができますか？	2	1	0
13　数日前の会話を自分から思い出そうとしても，難しいですか？	2	1	0
14　会話の途中で言いたいことを忘れることがありますか？	2	1	0
15　会話の途中で，適切な単語が出てこないことがありますか？	2	1	0
16　よく知っている人の顔がわかりますか？	2	1	0
17　よく知っている人の名前がかわりますか？	2	1	0
18　その人たちがどこに住んでいるのか，仕事などわかりますか？	2	1	0
19　最近のことを忘れっぽくなりましたか？	2	1	0

出所）大渕律子ら「ナーシング・グラフィカ27　老年看護学―老年看護の実践」メディカ出版，p.28，2006。より引用

2．薬物療法

　認知症の薬物療法は，認知機能の改善と生活機能の向上を目的として行う。薬物療法は，認
知機能障害に対する治療としての薬物療法と，BPSD に対する薬物療法に大別される。後者の
BPSD に対する薬物療法は非薬物療法を駆使しても改善がみられないときに実施されるべきで

ある。

　高齢者の場合は，認知症以外にもさまざまな疾患を併せ持っており，すでに多剤を内服していることも多く，薬物療法のメリットやデメリットを考えていくことが必要である。認知機能の低下が進行すると，服薬アドヒアランスを維持することができなくなり，さらには，過量摂取や飲み忘れ等も招く。そのため，介護者を含めた内服指導と薬剤数をできるだけ少なくし，服薬回数も減らすことが有効であり，一包化することや服薬管理表などを活用していくことも重要である。

1）薬剤による認知機能の低下の見極め

　何らかの疾病によりすでに薬剤を内服している高齢者も多く，薬剤による認知機能の低下がないかどうかを見極める必要がある。そのため，現在の内服状況を確認し，薬剤による認知機能の低下の有無を明らかにしてから，認知症の薬剤を使用する。

表2−2−7　薬剤による認知機能の低下の特徴

①	注意力低下が目立つ
②	薬物服用による認知機能障害の経時的変化がみられる
③	せん妄に類似した症状を呈することがある
④	薬剤中止により認知機能障害が改善する
⑤	薬剤の過剰投与により認知機能が悪化する

出所）日本神経学会「認知症疾患診療ガイドライン」医学書院，p.46，2018。より引用

表2−2−8　認知機能低下を誘発しやすい薬剤

向精神薬	抗精神病薬，催眠薬，鎮静薬，抗うつ薬
向精神薬以外の薬剤	抗パーキンソン病薬，抗てんかん薬，循環器病薬（ジキタリス，利尿薬，一部の降圧薬など），鎮痛薬（オピオイド，NSAIDs），副腎皮質ステロイド，抗菌薬，抗ウイルス薬，抗腫瘍薬，泌尿器病薬（過活動膀胱治療薬），消化器病薬（H_2受容体拮抗薬，抗コリン薬），抗喘息薬，抗アレルギー薬（抗ヒスタミン薬）

出所）日本神経学会「認知症疾患診療ガイドライン」医学書院，p.47，2018。より引用

2）認知機能の障害（中核症状）に対する治療薬（表2−2−9）

　アルツハイマー病患者の脳において，神経細胞外のアミロイドβ蛋白の重合・沈着による老人斑と，神経細胞内のタウタンパク質の重合・リン酸化により，神経細胞が変異してしまう。その結果シナプスの機能不全，神経細胞死をきたし，神経伝達物質の中でもアセチルコリンの分泌が低下に伴い，認知機能が低下する。現時点の認知症治療薬は進行を抑制するものであり，完治させるものではないが，アルツハイマー病に対し，表2−2−9の薬剤が使用されている。

　レビー小体型認知症および前頭側頭型認知症の薬物療法は根本的な治療方法は無く，対症療法となる。また，レビー小体型においては抗精神病薬に対する感受性が高く，少量の薬であっても副作用が出現しやすく，重篤なパーキンソニズムを招くこともある。また，抗パーキンソ

表2－2－9　アルツハイマー病の主な治療薬

一般名	ドネペジル塩酸塩	ガランタミン臭化水素酸塩	リバスチグミン	メマンチン塩酸塩
商品名	アリセプト®	レミニール®	イクセロン®パッチ リバスタッチ®パッチ	メマリー®
作用機序	アセチルコリンエステラーゼ阻害	アセチルコリンエステラーゼ阻害 ニコチン性アセチルコリン受容体へのアロステリック活性化リガンド（APL）作用	アセチルコリンエステラーゼ阻害 ブチリルコリンエステラーゼ阻害	NMDA受容体拮抗作用
ADの適応症	軽度～高度	軽度～中程度	軽度～中程度	中程度～高度
剤形	錠，細粒，口腔内崩壊錠，ゼリー	錠，口腔内崩壊錠，内服薬	貼付剤	錠
開始用量	3 mg	8 mg	4.5mg	5 mg
用量	1－2週間後5 mgへ増量 最大用量10mg	4週間後16mgへ増量 最大用量24mg	4週間毎に4.5mgずつ増量 維持量18mg ※患者の状態に応じて 開始用量：9 mg	1週間ずつ5 mgずつ増量 維持量 20 mg
用法	1日1回	1日2回	1日1回	1日1回

出所）日本神経学会「認知症疾患診療ガイドライン」医学書院，p223，2018。および添付文献より一部修正して引用

ン病薬は幻覚や妄想などのBPSDを増強させることもあり，レビー小体型認知症では内服薬のコントロールを行う必要がある。前頭側頭型認知症は，その背景病理も多彩であり，薬物療法の検討が少ない現状があり，コリンエステラーゼ阻害剤の有用性についても見解が一致していない（日本神経学会監修，2018）。

①コリンエステラーゼ阻害剤

• ドネペジル塩酸塩（商品名：アリセプト®など）

• ガランタミン臭化水素酸塩（商品名：レミニール®など）

• リバスチグミン（商品名：イクセロン®パッチ・リバスタッチ®パッチなど）

　上記薬剤は，アセチルコリンを分解するコリンエステラーゼという酵素（アセチルコリンエステラーゼ：AChE）の働きを妨げることで，脳内のアセチルコリン量を増加させ，脳内コリン作動性神経系を賦活させる作用がある。（コリンエステラーゼ阻害剤）。

　副作用としてはコリン作動性作用があり，症状としては食欲不振，悪心・嘔吐，腹痛，下痢等の消化器症状，めまい，不眠，不安等の精神症状がある。コリンエステラーゼ阻害薬は副作用の出現を避けるために小用量から服用開始する。錠剤だけでなく，貼付剤も開発されており，

31

患者に合った剤形選択が可能となる。用法用量を正しく守り，服用し続ける必要があるため，本人と家族，介護者にも説明が必要となる。

　② MNDA 受容体拮抗薬

　• メマンチン塩酸塩（メマリー®）

　メマンチン塩酸塩は脳内グルタミン酸による神経毒性を，受容体である NMDA 受容体に対して非競合的に遮断作用を示し，細胞内への過剰な Ca^+ 流入を避け，神経細胞を保護する作用を持つ。

　メマンチン塩酸塩の効果として記憶学習機能の活性化のほかに，興奮・攻撃性の減少があり，BPSD に対する効果が期待されている。副作用として，めまい，眠気，便秘がみられている。

3）BPSD に対する薬剤

　BPSD は，環境調整や介護者の対応の工夫などの非薬物療法を検討することが大切である。しかしながら，非薬物療法で改善がみられない場合は，BPSD に対する対症治療薬を用いる。

　メマンチン塩酸塩（メマリー®）は，易怒・興奮や行動的攻撃（暴力）などの場合に用いる。レビー小体型認知症の妄想，幻覚，夜間異常行動，などにも有効である。また，易怒・興奮や行動的攻撃（暴力）では，抑肝散も用いるが，甘草を含有する漢方のため低カリウム血症に注意が必要である。幻覚・妄想，易怒・興奮，焦燥などが顕著にみられる場合には，非定型抗精神病薬が用いられる。それぞれの BPSD に応じた薬が用いられる。

第3節　さまざまな療法

1．リアリティオリエンテーション

　リアリティオリエンテーション（Reality Orientation：RO　現実見当識訓練）は見当識障害を解消するための訓練で，時間・場所・季節など現実の情報を伝えて見当識を高める方法である。1958年のJames Folsom博士の「看護助手を中心とした，老人患者のための活動プログラム」が始まりである。個人に関する質問に始まり，日時や季節，場所などについて，質問を繰り返したり，季節の風物や行事などについて話したりして，認知症の進行を遅らせたり，現実認識力の維持を図ることを目指す。

　リアリティオリエンテーションには2種類の方法があり，①24時間リアリティオリエンテーションと，②クラスルームリアリティオリエンテーションである。

①24時間リアリティオリエンテーション

　対象となる認知症高齢者とスタッフとの日常生活における基本的なコミュニケーションの中で，一日の基本的な情報を自然な形で繰り返し伝える方法である。例えば，食事の時に，季節を感じさせる献立や材料を話題にしたり，季節の花を飾ったり行事を行ったり，天気，曜日，時間に注意を向けるように関わったりして，見当識を補う手がかりを与える。

②クラスルームリアリティオリエンテーション

　個人の見当識の状態に応じて，少人数の認知症高齢者が集まり，スタッフの進行のもと，同じグループで同じ時間に決められたプログラムにそって，個人および現在の基本的情報（名前，場所，時間，日時，人物など）が提供され訓練される。

　リアリティオリエンテーションは十分なアセスメントが行われた上で，個別的なプログラムの中で計画的に行われるものであるが，認知症高齢者への働きかけは自然に行われる必要がある。また，日常のケア中の声かけや，生活の中での会話に，見当識的な意味合いを少し持たせることで，リアリティオリエンテーションのアプローチができる。

2．手　芸

【刺し子】

　刺し子は，日本の伝統的な手芸の一つであり，布地に幾何学模様の図柄を糸で縫う。刺し子をすることで，日本の歴史や昔の人々の暮らしを思い出す機会となり，針と糸を持ち手指を動かすことでリハビリテーションにも役立ち，柄を考えたりすることで脳の活性化ができる。

【刺し子の歴史】

　刺し子の発祥は定かではなく全国各地にある。最古のものとして有名なのは，津軽地方の

「津軽こぎん」であり，その昔は，木綿は貴重なもので，綿の栽培ができなかった東北地方では農民は木綿を着用することが藩令により禁止され，麻地を衣服の補強と保温のために麻の白糸で刺して塞いだといわれている。明治に入ると，綿が普及した。農民は藍染の木綿地を作業着としていたが，木綿地は乾燥していると弱いため，肩や膝部分に生地を重ね補強をした。藍が防虫に良いため，藍染生地を使用し，傷んだら刺し子で補強してまた使っていた。

【刺し子とリハビリテーション】

刺し子は，高齢者施設においては，リハビリテーションとして用いられることが多い。

○刺し子をリハビリテーションとして利用する場合期待される効果

　　① 針仕事を通して昔を思い出す

　　② 手指を動かすことで，集中力を出すことができる

　　③ さまざまな触感を感じることができる

　　④ 作業中の時間や完成した作品を通してコミュニケーションがとれる

○刺し子をリハビリテーションとして利用する場合の利点

　　① 自分のペースでできる

　　② スペースをとらず，費用がかからない

　　③ 静かな作業である

　　④ 針仕事にまつわる話が広がる

【針仕事にまつわるいろいろな話】

針供養：針の使用を謹んで，針仕事を休み，古針を豆腐やこんにゃく，あるいは餅に刺して，神社で供養したり，川へ流したりするのが，一般的であった。なぜ，豆腐やこんにゃくなどに刺すかといえば，柔らかいもので針に楽をさせ，今までの針の労に感謝するという意味で，この日，芋，大根，焼豆腐，あずき，にんじんなどの煮物料理を食べる，俗にいう“いとこ煮”とか“六質汁”も，こうした縁起からきた。

千人針：１ｍほどの白布に，赤い糸で千人の人に一人一針ずつ縫って結び目をつくってもらう。兵士はこれを銃弾よけの護符として腹に巻いたり，帽子に縫いつけたりした。

【刺し子の実際】

○対象者

　　身体的には，座位で作業ができ，手指の機能が保たれている方が良いが，針に糸を通す，はさみを使うなど，介助者が手伝いをすればできる場合は可能である。軽度認知症の方でも十分な見守りができれば可能である。

○道具・材料

　　針，指ぬき（高齢者は縫い物のときに使用される方が多い），はさみ，針山，まち針

　　• 事前に全て数を数えておき，使用前後で確認をする。作業後，衣類から針が出てきたり，

床に落ちていると危険である。じゅうたんでは，十分な注意を払う。

- さらし布が使いやすく，縫い目などが見やすくなるように，識別しやすい糸の配色とする。
- 布地は大きいものであると扱いにくくなるので，最初は小物から始めると良い。
- 布は二重が縫いやすく，ふきんにする時などは四方をあらかじめ縫ってずれないようにしておくと縫いやすい。

○手順

① さらし布を中表に二つ折りにし，端を縫い裏返して四方の端を縫っておく。

② 図案をチャコペンシルなどで写す。

「麻の葉」「亀甲」「矢羽」「格子」「籠目」「分銅」「網目」「竹」「藤」「桜」「柿の花」「紫陽花」「千鳥」「鱗」「雷」「青海波（せいがいは）」「野分」などの図案がある。

③ 図案のように縫う。

レベルに応じた対応が必要になる。糸や布の色を変えたりすることで面白い作品となり，多少の縫い目の粗さや曲がりは気にしないで進める。

○作品完成後

文化祭などで飾るときは色画用紙にふきんを貼るだけでも立派なものとなる。また，生活の中で使用していくことで話題づくりもでき，次回の作品への意欲が芽生える。

【実践経験から】

　週に1回，「手芸クラブ」として活動し，刺し子から実践を始めた。多い日で10名ほどであり，車椅子や杖歩行の方，認知症の方も参加した。最初は縫い目が曲がったりしてうまく縫えなくても回を重ねるときれいな縫い目となったり，スピードが速くなり，昔のお針仕事の勘が戻ってくることも多い。認知症の方は，職員が付き添うが，直線縫いや折り返して縫うところのアドバイス，糸の交換や玉止めをお手伝いすれば縫うことは楽しそうで集中して取り組むことができた。「目がだめね」と話されていた方々も一つ作品が完成すると次の作品へと創作意欲が出てきた。縫っていると図案が消えてしまうこともあり，普通の鉛筆やボールペンで図案を描いてみるという工夫もした。普段は違うユニットであまり話すこともない方同士が週に1回会え，楽しみの機会となった。

3．季節を感じる工夫

　季節の行事を考えるときに，参考となるのが，旧暦である。高齢者も含めて私たちは，旧暦で季節の行事を行っていることが多い。日本では，四季の変化を細やかにとらえて，生活をしてきたという歴史がある。

【二十四節気・七十二候・雑節・五節句】

○二十四節気：カレンダーを見ると「冬至」「立春」などの表記があり，1年を24に分け，そ

れぞれの節気につけられた名称である。古代中国で太陰暦（月の満ち欠けに基づいた暦）を使用していたところ太陽の位置と無関係であるため，季節と暦がずれ，農作業（種まきなど）に不都合が生じたために作り出されたものである。2600年前の中国で使用されていたこの「二十四節気」が日本の農業にも普及した。日本では明治 5 年までは天保暦（「二十四節気」が導入されている太陰太陽暦）を使用していたが，現在は西暦（グレゴリオ暦）を使用している。

> 立春，雨水，啓蟄，春分，清明，穀雨，立夏，小満，芒種，夏至，小暑，大暑，立秋，
> 処暑，白露，秋分，寒露，霜降，立冬，小雪，大雪，冬至，小寒，大寒

○七十二候：各節気をさらに 3 等分したものである。
○雑節：日本の農業では，この「二十四節気」の考え方では不十分であったため，独自に考えられたものである。節分，彼岸，八十八夜，入梅，半夏生，土用，二百十日など
○五節句：「節句」は季節の変わり目の奇数月に，邪気を祓うために行われた宴である。

> 人日の節句（1 月 7 日　七草がゆを食べる）
> 上巳の節句（3 月 3 日　桃の節句，ひな祭り）
> 端午の節句（5 月 5 日　男の子の節句）
> 七夕の節句（7 月 7 日　たなばた）
> 重陽の節句（9 月 9 日　菊の節句）

【高齢者施設での季節行事の意義】

　季節行事は日本の伝統と文化が生んだ風習である。お正月やひな祭り，七夕などの他，最近では，クリスマスやハロウィンなど西洋の行事を取り入れている施設もあり，施設での単調な生活と違う行事への参加は楽しみの一つである。

- 四季折々の行事により，季節を感じ，五感を刺激し，月日や時間の感覚を持てる。
- 行事に向けた，目的のある作業準備や練習などは，意欲を増進するきっかけとなる。
- 昔からの伝統的な行事や風習を再現することで，利用者の疎外感を取り除き，安心感に繋がる。
- 社会性を回復し，コミュニケーションが広がる。

【クリスマス飾りの実際】

○準備

　ツリーに見立てた木の枝（これもホーム内で集めたもの）を含め，すべて花用スポンジ（オアシス）に差し込むだけで完成できるように準備する。飾りにもワイヤーをつけて差し込みやすくする。

　土台作りは，給食用の小さい牛乳パック（四角い形で 8 cm の高さにカットしたもの）に倍ぐらいの長さの花用スポンジを入れ，出ている部分を削って四角錐の型（あまりとがらせない）にし水を含ませておく。

○作り方

　① 花用スポンジに，４～５cmにカットしたヒバの枝をてっぺんに１本，底辺に４本さし，これらの枝先をつなぐように枝を詰めていく。

　② クリスマスツリーのミニチュアのようなものができる。松ぼっくりや赤い木の実，折り紙のサンタ，リボンなどを全てピックにして差し込めるように用意しておき，バランスよく差し込む。

　③ 最後にラッピングペーパーで牛乳パックの土台を覆って完成させる。

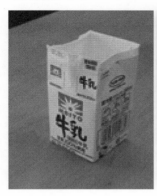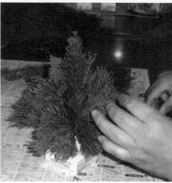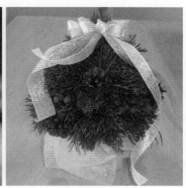

○作業の様子

　テーブルを４人一組にセットし，少人数で会話を楽しみながらできるように工夫した。事前に現物や材料を用意しておくことで作品がイメージでき，すぐに作業に取り組むことができる。

　職員が手本を示しながら実施し，ゆっくりペースの方は枝を切るなどの手伝いをし，差し込みについては本人に行ってもらう。利用者同士でアレンジの工夫についての意見交換もあり，和やかな雰囲気で実施できる。

４．園芸療法

　アメリカ園芸療法協会では「園芸療法は植物や園芸作業を身体，心，及び精神の改善に必要な人々の社会的，教育的，心理的，および身体的調整に利用するプロセスである。園芸療法が効果を発揮すると思われる人々のグループとは，身体障害者，精神病者，知的障害者，高齢者，薬物乱用者，犯罪者，および社会的弱者を含む」と定義されている。日本では，1900年頃から，「園芸療法」が精神病院などで作業療法の一つとして取り入れられてきた。園芸療法の資格や教育は，アメリカ園芸療法協会（AHTA）の基準が世界基準と考えられているが，日本では歴史が浅く，世界基準に対応していない。そのため，「園芸療法」の定義は各組織，団体や関係者により多少違いがあり，教育や資格制度についてもばらつきがある。

【園芸療法の実際】

① 園芸療法の目的，目標の設定

　　目的：ADL の向上・維持，QOL の向上など

　　目標：長期的には目的達成に関わること，短期的には，園芸作業ができること

② アセスメント：身体機能，精神状態，生活背景など

③ 園芸療法プログラムの計画

　　活動単位：グループ，個人

　　活動頻度：月に〇回など

　　内容：植物に触れ五感が刺激されるような内容が効果が高い。30〜50分程度が適当である。

④ プログラムの実践：プログラムに沿って，コミュニケーションをとりながら，必要な場面での支援・援助を行う。

⑤ 評価：3 カ月に 1 回（頻度は各活動単位で決定）評価をする。

【活動実施上の課題】

① 予算：介護保険で運営している高齢者福祉施設には余分な予算はないが，「園芸療法」にはある程度の道具，場所，材料が必要である。一時的な出費は可能であっても，現在の介護報酬の体制では，継続した取り組みは難しい。

② 個人情報保護：個人情報保護法が施行され，「園芸療法」プログラム作成については，利用者に対する少ない情報の中で，個別的プログラムを作成している。情報が少ないと利用者の個別性を大切にしたプログラム作成は難しくなる。

③ 高齢者の状態の変化：原因はわからないが，意欲がなく，おかしいなと感じることは多々あり，前回できた活動が今回できないこともある。活動の中で利用者の情報を把握しながら，その時の状態に合わせて臨機応変に作業内容の変更をすることが必要となる。

5．アニマルセラピー

　アニマルセラピーという言葉は，広義的な意味では「動物と人間のかかわりが人間の健康や生活の質を向上させる療法」である。

〇 AAA（アニマル・アシステッド・アクテビティ）＝動物介在活動

　動物と人がふれ合い，身体的，精神的な生活の質を向上させるためのきっかけを作ったり，学校教育や地域でのレクリエーションのための機会を提供することが目的である。治療上のゴールは設定されず，ボランティア活動として行われることが多い。

〇 AAT（アニマル・アシステッド・セラピー）＝動物介在療法

　治療の一部分に動物とかかわる活動を導入し，治療上の効果を期待する。治療目的・目標が設定され，治療には人の医療側の専門職（医師，看護師，理学療法士など），動物の専門家，

ソーシャルワーカー，ボランティアなどの協力により行う。

○ AAE（アニマル・アシステッド・エデュケーション）＝動物介在教育という分類もある。

【日本でのアニマルセラピー】

　日本の高齢者施設では，AAA の活動がほとんどであり，NPO 法人やボランティア団体が主体となり，動物とともに施設に訪問し，活動をしている場合が多い。活動する団体は，アニマルセラピーを実践するにあたり，独自の基準に基づき，高齢者とのふれ合いの仕方や動物の対処方法，管理方法，施設でのマナーなどを学んで臨んでいる。また，日本動物病院福祉協会が行っている「CAPP 活動（コンパニオン・アニマル・パートナーシップ・プログラム＝人と動物の触れ合い活動）」に基づいて活動を行っている団体や施設もある。

【アニマルセラピーの効果】

＜生理的効果＞

- 動物とふれ合っていると血圧が下がる。
- 動物に対して何か働きかけたいという意欲が出て，動作や運動が増える。
- 動物に対して，話しかけようとする意欲が出て，発語が増える。
- 犬を飼っている人は，飼っていない人よりも，コレステロール値が低い。
- 動物の毛並みや暖かさなどに触れることにより，感覚が刺激される。

＜心理的効果＞

- ストレスや孤独感を癒す。
- 元気が出て，意欲や動機付けなどが増す。
- 動物に対しての感情の表出（言語的・非言語的）ができる。
- 自尊心や責任感などをもたらす。

＜社会的効果＞

- 動物とふれ合ったことで，動物の話題提供がされる。
- 動物の話題により，活動に関わったボランティアや周囲の同じ利用者などと会話が増える。
- 外部（ボランティア団体など）や施設内でも日常では会えない人などとの交流ができる。

【高齢者施設でのアニマルセラピーの留意点】

○動物

- 動物の健康管理，伝染病予防接種やノミや寄生虫の駆除がされていることが必須となる。
- 人がたくさんいる場所や，他の動物たちがいても落ち着いていられること。
- 人から触れられている間，噛んだり吠えたりせずに，落ち着いていられること。
- 飼い主の指示や号令に反応でき行動できること。

○施設

- 参加者の生活歴や状態を勘案しておく（参加者が活動に適しているかの確認）。

- 活動場所は，食堂などは衛生面を考え，避けたほうがよい。
- 活動時間は動物には30分くらいが適している。活動時間や時間帯を検討する。
- 活動時に参加する職員はアニマルセラピーについて理解する。

○利用する方で以下のような方は活動に参加するのは控える。

- 動物が嫌いであったり，動物に対しての妄想などを持っている場合。動物が嫌いな方でも，はじめは遠くから活動の雰囲気を眺めるなどして，慣れていけるような工夫をすると良い。
- 動物に対してのアレルギーなどがある場合。
- 感染に対する抵抗力が低下している方。
- 動物に対して，危害を加える方。

【アニマルセラピーのこれから】

2007年「IAHAIO*（人と動物の相互作用国際学会）2007東京宣言」では5つの決議がされた。

① 動物との直接的な接触を望まない人の権利も尊重しながら，適切に飼育されているコンパニオンアニマルの同居を認める住宅規則を制定すること。

② 動物介在療法や動物介在活動のために，特別に選ばれ訓練された健康で清潔な動物が医療施設に入れるように推進すること。

③ 動物介在療法，動物介在活動を実施するために適切に訓練された人と動物を認めること。

④ 動物がいることによって恩恵を受けることができるあらゆる年齢層のケアセンターや入居施設において，コンパニオンアニマルの存在を認めること。

⑤ IAHAIO リオ宣言（動物介在教育実施ガイドライン）に基づき，学校カリキュラムにコンパニオンアニマルを介在させることを推進すること。

＊IAHAIO：人と動物の相互作用の正しい理解を促進させるために各国で活動している学会。日本でのナショナルメンバーは「日本動物病院福祉協会（JAHA）」と「ヒトと動物の関係学会（HARS）」の2団体である。

＜引用・参考文献＞

飯島裕一ら『認知症の正体　診断・治療・予防の最前線』PHP研究所，2011年

池上晴之『別冊NHK 今日の健康　認知症　よりよい治療と介護のために』NHK出版，2011年，pp.16-58

池田学編『認知症』中央公論，2010年

池田学編『認知症　臨床の最前線』医歯薬出版，2012年，pp.20-66，136，164-174

大塚俊男ら『高齢者のための知的機能検査の手引き』ワールドプランニング，2008年，pp.28-29，45-48，p.82

大渕律子ら『ナーシング・グラフィカ27　老年看護学―老年看護の実践』メディカ出版，2006年，p.28

小澤利男ら編『高齢者の生活機能評価ガイド』医歯薬出版，2006年，p.18，27，35，37

北川一夫「高齢者脳卒中の現状に寄せて　3．高齢者の脳血管性認知症」『CLINICAL PRACTICE OF GERIATRICS』pp.519-523　doi:10.3143/geriatrics.54.519， https://www.jstage.jst.go.jp/article/geriatrics/54/4/54_54.519/_pdf/-char/ja（2019年9月3日）

北川公子ら『老年看護学』医学書院，2019年

河野和彦監修『自宅でかんたん　認知症診断ブック』楓書房，2010年，pp.9-10, 16-19

厚生労働省「『痴呆性老人の日常生活自立度判定基準』の活用について」老発0403003号，2006年4月3日

厚生労働省「認知症高齢者の日常生活自立度判定基準」「『認知症高齢者の日常生活自立度判定基準』の活用について」（平成18年4月3日老健第135号厚生省老人保健福祉局長通知の別添）

酒井佳永ほか「認知症スクリーニング検査Rapid Dementia Screening Test（RDST）日本語版の有効性」『老年医学雑誌』第17巻5号，2006年，pp.539-552

佐々木英忠ら『老年看護　病態・疾病論』医学書院，2016年

高橋正彦「認知症の薬をめぐって」『認知症ケア事例ジャーナル』4(4)，2012年，pp.389-399

滝沢孝之「ベンダー・ゲシュタルト・テストにおける日本人の標準値：文献的検討」『広島修大論集』第48巻第1号，2007年，p.318

一般社団法人日本神経学会，血管性認知症，
https://www.neurology-jp.org/public/disease/vascular.html（2019年9月3日）

日本神経学会監修，「認知症疾患診療ガイドライン」作成委員会編，『認知症疾患診療ガイドライン，2017』医学書院，2017年

日本認知症ケア学会編『認知症ケア標準テキスト　改訂・認知症ケアの実際Ⅰ：総論』ワールドプランニング，2011年

日本認知症ケア学会編『認知症ケア標準テキスト　改訂・認知症ケアの基礎』ワールドプランニング，2011年，p.90

日本認知症ケア学会編『認知症ケア標準テキスト　改訂・認知症ケアの実際1：総論』ワールドプランニング，2011年，p.84, pp.88-89, 93-94, 95-99, 101-102

福祉教育カレッジ編『イラストでみる介護福祉用語辞典』医学評論社，2010年

本間昭編『介護福祉士養成テキストブック⑪認知症の理解』ミネルヴァ書房，2011年，p.33

第3章

認知症高齢者の生活場面での困難さ

第1節　ADL に着目した困難さ

　認知症の人が感じていることやニーズを把握し理解することは，認知症高齢者の生活支援をする上で極めて重要である。生活場面や状況に応じた行動をよく観察し，アセスメントしながら，認知症の人のニーズに応じたケアを実践していく必要がある。ここでは，食事，移動，排泄，衣服の着脱・身だしなみ，整容，入浴の場面でのケアの困難さに着目をする。

1．食事場面

　食事場面を摂食・嚥下アセスメントスコアシート（小木曽，2010）に基づいた領域に分けて，困難さを分類すると表3－1－1のようになる。

表3－1－1　摂食・嚥下アセスメントスコアシートに基づく食事場面の困難

領域	食事場面の困難
A：食欲の状態	食事に無関心になる 食事の時間を繰り返し聞く 食事が出ても食べ始めない（拒食） 少量しか食べない（少食） 満腹感の欠如から過食になる うつ状態・傾眠傾向・幻覚などで食欲が阻害される 食べることをやめようとしない すぐに食べたことを忘れ，うろうろしたり，テーブルをたたきやめようとしない
B：食べ物の認識の状態	食べる時に適切な食器と調味料を選ぶことができない 偏った食べ方をする 異物（紙・便など）を口に入れたり，飲んだり（洗剤・花の水など），放そうとしない（異食） 食べ物を投げたり，ひっくり返したりする 食事に毒が入っている，虫が入っているなどという 盗食（他の人の食事に手を出す） 水分のコントロールができない
C：口への取り込みの状態	途中で食べることを忘れ，止めてしまう どのように食べてよいのかわからない 目の前に複数の食器や食べ物があっても限られたものしか食べようとしない 目の前のものしか食べようとしない 口をあけない 手づかみで食べる，食器類がうまく使用できない

	スプーンで一皿一皿をつつく感じで食べる 箸を持って遊んでいる，箸を上手に持てない 周りが気になり食事に集中できない きちんと着席できず立ったまま食べる 食卓にじっと座っていられない 手を洗う，手を拭くなど自発的にできない 食事を摂るテーブルの位置には関係なく，どこにでも座って食べることでトラブルになる
D：咀嚼と食塊形成の状態	口から食べ物を吐き出す
E：咽頭への送りこみの状態	早食いをする，あわてた食べ方をする
F：咽頭通過・食道への送りこみの状態	口に食物を溜め込み嚥下しない
G：食道通過の状態	かまずに食べる，そのため嚥下が困難になる

２．移動場面

　移動場面を転倒・転落アセスメントスコアシート（小木曽，2010）に基づいた領域に分けて，困難さを分類すると表3－1－2のようになる。

表3－1－2　転倒・転落アセスメントスコアシートに基づく移動場面の困難

領域	移動場面の困難
C：既往歴	心不全があるため，少し歩くと呼吸が乱れる 膝関節の痛みがあるため，すぐに歩くことができなくなる
D：感覚	明りがない暗い空間であるのにもかかわらず，電気をつけず移動する 「危ない」という声が聞こえていないため，他の人とぶつかる
E：機能障害	移動が不安定であるが，手すりなどにつかまらずに移動する 絨毯，カーペットや新聞などにつまずいたり，転んだりする 靴などを正しく履かずに，滑ったり，転んだりする
F：活動領域	車いすから急に立ち上がり，車いすから降りて歩こうとする 介助が必要であるのに一人で移動する 車いすのフットレストから走行中に足をおろす 歩けるのにもかかわらず，車いすを利用したいという 杖やシルバーカーを上手に使用できず，突進し何かにぶつかりとまる
G：認知力	自分の身体上の動きの困難なことが理解できず，移動しようとする ベッド柵や手すりにつかまることを忘れる 停止中の車いすのブレーキをはずす 自分のものと他人のものの区別ができないため，自分のサイズにあわないスリッパや靴をはく 移動を促しても理解できず拒否する 骨折していても何度も歩きたいと呼ぶ
H：薬剤	精神科の薬を内服しているため，昼間も傾眠となり姿勢も不安定になる
I：排泄	トイレに行きたいと思い急に立ち上がる トイレの後始末を自分でしようと思い，それが危険行為になる

3．排泄場面

　排泄場面を 3 つの段階に分けて，困難さを分類すると表 3 － 1 － 3 のようになる。

表 3 － 1 － 3　尿意のチェック表に基づく排泄場面の困難

領域	排泄場面の困難
1．トイレへ行き排泄を行う	トイレにたどり着くのが困難で，トイレに行く途中で失禁する トイレまで歩こうとしないで，途中で止まる 頻回にトイレに通う 排便と排尿を勘違いして失敗する 排泄行為の一連の動作が分からず，順序よくできず失敗する 排便・排尿動作が遅く失敗する 衣服を下ろさないで排泄をしようとする 衣服をしっかり上げないまま，次の動作にうつる 毎回，長時間座り込む，トイレから出ようとしない トイレの周囲を汚す 排泄途中で便座から立ち上がる トイレの使い方がわからない，水洗トイレを旧式のトイレと勘違いする 排泄後，便器内の水で手を洗う 手を洗う場所が分からない，手の洗い方がわからない トイレットペーパーの使い方がわからない，トイレットペーパーで遊ぶ
2．排泄したいというサインがある	トイレの場所が分からずウロウロする 何度も立ち上がり落ち着かない様子になる 陰部や臀部を触る お腹が痛いと言う お腹を何度もさすっている
3．排泄したいという意思確認ができない	自分でトイレに行こうとしない トイレで排泄することが理解できず，トイレ以外で排泄する 尿意・便意を感じないか，尿意・便意を伝えることができない 汚れた衣服をそのまま着ている 失禁や失便していても気にならない オムツを使用しているがオムツをとって失禁する オムツを外し，どこにでも捨てる オムツに手をいれ，便を触る

4．衣服の着脱・身だしなみ場面

　衣服の着脱・身だしなみ場面を 4 つの段階に分けて，困難さを分類すると表 3 － 1 － 4 のようになる。

表 3 － 1 － 4　衣服の着脱・身だしなみのチェック表に基づく着脱・身だしなみの困難

領域	衣服の着脱・身だしなみ場面の困難
1．衣服を準備する	用途や季節に応じた適切な衣服を選択することができない 衣服の色合い・デザインなど判別できない・組み合わせができない 汚れた衣服と清潔な衣服の区別がつかない 汚れたまましまいこんでいた下着や服を着ようとする

２．衣服を着るという行為	衣服を着るという動作を行う意味が理解できない
	着替えの意味が理解できないため，着替えようとしない
	衣服を着る順番や脱ぐ順番がわからない
	ボタンのかけ違いをする
	チャックのしめ方がわからない
	衣服を裏表に着る
	衣服の正しい位置に手や足を通すことができない
	服を何回も着たり脱いだりする
	脱衣の意味が理解できず，自分でしようとしない
	脱ぐ必要のない時に何回も脱衣行為を繰り返す
	着ているものを脱ぐことを嫌がる
	汚したものを脱ぐことを極端に嫌がる
	動作が不安定で一人で着替えができない
	動作が不安定でも立ったまま靴下などをはこうとする
３．衣服を着て身だしなみを整える	身なりがだらしない
	襟をきちんと直せない
	季節や気候に合った着方ができないため，いっぱい重ね着をしたがる
	衣服をすぐ汚し，清潔に保つことが難しい
４．外出時の身だしなみの場面	はだしで外に出てしまう
	履物に対する理解ができない
	靴の紐を結べない，結ばないまま動こうとする
	帽子をかぶることを嫌がる
	雨が降っても傘をさすのを嫌がる，びしょぬれになっても気にならない

５．整容場面

　整容場面を５つの段階に分けて，困難さを分類すると表３－１－５のようになる。

表３－１－５　整容のチェック表に基づく整容場面の困難

領域	整容場面の困難
１．歯磨きの一連の行為	歯磨きを拒否する
	自分で歯磨きを行おうとしない
	口を開こうとしない
	順序よく歯磨きができない
	歯磨き粉を食べてしまう
	うがい，歯磨きの後の口すすぎの水などを飲み込んでしまう
	自分の歯ブラシやコップを使用しようとしない
２．義歯の取扱い	義歯の取り外し，装着を拒否・抵抗する
	義歯の手入れができない
	義歯を水につけることができない
	義歯を紛失する，しまい込み過ぎやしまった場所が不明確である
３．髪を整える行為	髪を整える意味や状況が理解できない
	髪をとくことを嫌がり拒絶する
	整髪する方法がわからず，櫛やブラシの使い方を間違える
	櫛やブラシで遊び，離そうとしない
４．洗面の行為	洗面を拒否する

	顔を洗うことを理解せず，洗おうとしない
	顔を洗うことを嫌がり拒絶する
	顔の洗い方がわからない
	タオルの使い方がわからない，また，タオルなどで遊ぶ
5．手や足の整容	手や足の汚れが気にならない
	汚れている手や足の洗い方がわからない
	手や足を拭くことが理解できない

6．入浴場面

入浴場面を4つの段階に分けて，困難さを分類すると表3－1－6のようになる。

表3－1－6　入浴のチェック表に基づく入浴場面の困難

領域	入浴場面の困難
1．入浴の楽しみと環境を作る	入浴の拒否，必要性が理解できない
	浴槽に入りたがらない
	浴槽に入り，湯に浸かったかと思うとすぐ出ようとする
	浴室に入るのを嫌がる，すぐ出ようとする
	入浴の時間や順番を待つことができない
	浴室を注意せずに早足で歩くため，転倒しそうになる
	手すりの位置や形があわないため座位保持ができない
	他の人の体に触れたがる
2．洗身の行為がわからない	身体を洗うことができない
	同じ個所を何度も洗うなど適切に洗えない
	石鹸の適量がわからない
	石鹸で遊んだり，一度手にすると離そうとしない
	タオルや石鹸など他人のものと区別ができず，全て自分のものだと思う
	お湯や水で遊び，やめようとしない
3．洗髪の行為がわからない	洗髪の意味が理解できず自分から行うことができない
	洗髪をすること自体を嫌がり拒絶する
	頭に湯をかけられることを嫌がる
	シャンプーをつけるのを嫌がる
	シャンプーの適量がわからない
4．入浴後どうするのかがわからない	体を拭くことができない
	ぬれたままで衣服を着る
	いつまでも服を着ようとしないで裸のままでいようとする
	軟膏などの処置を嫌がる
	水分補給を嫌がる

第2節　BPSD に起因する困難さ

　認知症評価尺度は単に認知症を判断するためだけでなく，認知症の状態を定量化するだけでなく，症状の段階や程度を明確にするために用いられる。

　認知症の人のケアを困難にしている要因と改善可能な状態像の検討として，領域別留意点を記したものとして，領域別検討指針 RAPs（Residents Assessment Protocols）が参考になる（表3－2－1）。RAPs は，MDS 情報と利用ガイドラインが組み合わさった入所者アセスメントツール（Resident Assessment Instrument：RAI）である。

表3－2－1　領域別検討指針（RAPs）

領域1　せん妄の兆候
領域2　認知症状態・認知障害の検討
領域3　視覚機能（障害）の検討
領域4　コミュニケーションの障害の検討
領域5　日常生活動作（ADL）とリハビリテーションの可能性
領域6　尿失禁および留置カテーテルの検討
領域7　望ましい人間関係（心理社会的充足）の検討
領域8　気分と落ち込みの検討
領域9　問題行動の兆候
領域10　アクティビティ（日常生活の活性化）の必要性
領域11　転倒の危険性
領域12　栄養状態の検討
領域13　経管栄養の検討
領域14　脱水状態・水分補給の検討
領域15　口腔内ケアの検討
領域16　褥瘡の兆候
領域17　向精神薬の使用上の注意
領域18　身体抑制の検討

出所）小林敏子ら『認知症の人の心理と対応』ワールドプランニング，2009年，p.161より引用

　RAPs は，MDS をまとめるための問題指向型の枠組みである。ケアプラン立案のための基礎を形成するために，社会的，医学的，心理学的問題を，MDS におけるほかの項目から識別することを目的としている。

　これらの要因の中では，比較的短期間で改善が期待される感染症や脱水，痛みなどの身体的不調，視覚障害などで出現する，せん妄や不穏などは基礎疾患を治療することでかなり改善できる。低栄養状態や望ましくない人間関係の改善で，徐々に良い方向に変化しうる。褥瘡や皮膚疾患，失禁なども手厚いケアで改善が期待でき，その結果，日常生活に平穏を取り戻すことができる。認知症の長期間にわたる経過の中で，ケアを困難にする BPSD は，認知症の人が日々の生活の中に不安や混乱を抱えず，生きがいをもって生活できる環境にあるときは生じな

い（小林，2009）。

1．妄　　想

　妄想は現実にありえないことを真実と強く確信する思考過程の異常であり，その考えを否定しようとしても，それが不可能な誤った判断をいう。認知症の人に最もよく見られるのは，「被害妄想」といわれている。妄想は心理症状の中でも対応が難しい。

○被害妄想・物盗られ妄想

　高齢者の妄想は脳の障害に伴い出現する妄想や，環境因子による妄想が多く，その内容は統合失調症にみられるような，対象が漠然とした不安に満ちたものとは異なり，現実的で断片的な内容のものが多い。「自分はまだしっかりしている」という思いがあるときから始まることもある。物盗られ妄想は個人によって訴え方が異なり，妄想に基づく行動もさまざまである。本人のもともとの性格傾向や若い頃からの家族や世間との人間関係の違いにより，妄想のありさまはそれぞれ異なった形で現れる。共通点は，「自分にとって，とても大切なものがみつからない，誰かが盗ったのであろう」ということである。妄想は喪失感と攻撃性の2軸によって生まれると分析した精神科医もいる。

　物盗られ妄想の症状の例として，しまっておいたお金を嫁が盗んだと言うことが多い。高齢者にとって特に大切なものは，お金，財布，預金通帳，年金通帳，着物などである。物盗られ妄想は女性に比較的多い。もともと，高齢者にとって大切なものをしまう場所は決められているのが普通ではあるが，記憶障害のために，大切なものをどこに収納したかわからなくなり，盗まれたと妄想的に解釈するという場合もある。さらに，自己の存在が脅かされていると感じる高齢者は，その場所をあえて変更する。そして変更したことを忘れて，盗られたと思い込んでしまう。また，大切なものや財産を管理できなくなることを自覚し，不安を持つことで妄想を形成する。

○嫉妬妄想

　男性に比較的多い。認知症が進行し中期になると消失する。たとえば，配偶者が自分を無視する言動を見せると「浮気をしている」と嫉妬に発展してしまう。家族が「そんなことはない」と説得すると，初めは疑いをぬぐい去らないまでも意見を聞き入れようとするが，そのうち確固たる妄想に変化していく。事実でないことでも本人は確信しており，訂正しようとしてもうまくいかないことが多い。時に暴力を振るう，悪口を言うなどの行動となる。

○見捨てられ妄想

　帰宅願望が起こっている人の中に見られる。施設で生活する場合「迎えに来るはずの息子が迎えに来てくれない」「誰からも連絡が来ない」という訴えを頻繁に繰り返す。在宅では家族が出かけようとすると妄想的になることがある。知らない人ばかりで，自分の居場所でないと

感じたり，自分だけが取り残されたという不安が募ることから，落ち着かなくなる。

○罪業妄想

　自分なんかいない方がいい，最低の人間だと思う，うつ状態（罪業妄想）。みんなが私の悪口を言っている（被害妄想）。（自分に関連した）噂話をしている（関係妄想）。自分は大変な病気にかかっている（心気妄想）などの妄想の一つである。

○コタール症候群

　初老期や老年期のうつ病における「自分の内臓が溶けてなくなってしまった」「自分は死んでしまって，もはや感覚をもった身体がなくなった」「本当に死んで楽になりたいけれどそれもできない」といった虚無妄想である。コタール（Cotard）の症候群あるいは否定妄想といわれる。症状の特徴は，① うつ病性不安，② 神に呪われている，③ 自殺・自傷傾向，④ 痛覚脱失，⑤ 種々の身体器官，全身，魂，神などの不在あるいは破滅を内容とする心気観念，⑥ 不死観念・巨大妄想などが存在することである。老年期におけるうつ病は心気妄想，貧困妄想，虚無妄想などである。

1 ）妄想の原因

　妄想は脳の障害がある場合，慢性身体疾患からくるストレス，孤独感や不安感，疎外感などの心理的な問題から発生するなど原因はさまざまである。

　認知症の初期には身近な人に対して疑い深くなることがあり，妄想の中で，悪者はたいてい，最も身近でよく世話をしてくれる人である。これは，認知症特有の「物事を正しく判断する能力の欠如」により本人の欲求が満たされないことから，短絡的に身近な人を攻撃することで解決しようとする。猜疑心や妄想は認知症の人の衰退していくさまざまな能力に対する自己防衛的感情である。物忘れや判断力の障害により，さまざまな失敗が日常で展開され，周囲に注意されたり非難されたりすることに対する防衛であり，また嫉妬妄想は，本人の孤独感や疎外感，自分が取り残されるのではないかという不安が背景にある。

2 ）妄想への対応

　物盗られ妄想の場合，「なくなった」と訴えてきた場合，まず，否定しない対応が重要である。疑い深い人なら特別な対応は必要ないが，以前よりも猜疑心が強くなり，根拠のない理解に苦しむ訴えが続いて訂正不可能な場合は，訂正や説得は無駄である。脳に何らかの障害があることを忘れてはならない。

　ケアスタッフとしては，

① まずは十分に傾聴し，本人の訴えを理解する。

② 妄想の多くは被害的な内容でそれがケアスタッフに向けられたものであるとつい否定し，訂正しようとむきになってしまう。本人は叱られたか，邪険にされたことだけはしっかりわかっており，自分の訴えが否定されれば，ますます，物盗られ妄想は強化される。まずは本

人に共感し，粘り強く相手にすることである。興奮が見えたら話題を変える。「ちょっとトイレに行ってきますね」と一時的に席をはずすと落ち着くこともある。

③ 専門医に健康診断の名目で受診させ，アドバイスを仰ぐことも重要である。妄想のきっかけとなる周囲の言動や態度にも注意を払い，家族との関係を調整することによって症状が改善することもある。認知症であることを親戚や兄弟，近所の人にわかってもらうことによって，本人に対して統一した関わりができる。

④ 妄想においてはその原因に脳に何らかの障害があることが多いので，まずは専門医に相談する。その場合，本人を受診させる前に本人の状況を専門医に相談し，アドバイスを受けるとよい。薬物療法に比較的反応し，よい効果が得られる場合もある。物盗られ妄想には，統合失調症に使われる薬を医師により処方されることで，介護負担が軽減することもある。

⑤ 大切なものがいつも傍らにあるように，大事なものは身につけてもらうことも一つの方法である。また，施設では，大切なものは事務所預かりにする。部屋や金庫などに鍵をかけるなどして，本人に安心してもらう工夫をする。

⑥ 嫉妬妄想や見捨てられ妄想の場合，認知症の人を一人にしないようなるべく一緒に行動する。行動できないときはどんな用事で出かけるかを紙に書いておくような対応をとる。聞こえるほうの耳元で話すなど，その場限りの対応ではなく，認知症の人が納得し，安心してくれるような対応をこころがける。

2．幻　　覚

幻覚には，実際にはないものが見える「幻視」（visual hallucination），実際にはない声が聞こえる「幻聴」（auditory hallucination），実際にはない臭いを感じる「幻臭」（olfactory hallucination），ある味を感じる味覚「幻味」（gustatory hallucination），実際に触られていないのになにかに触られたと感じる「幻触」（touched hallucination）などがある。最も多いのは「幻視」である。レビー小体型認知症（Dementia with Lewy Bodies：DLB）は，幻視が時々見られる。

幻視の症状としては，実際には誰もいないが「部屋のカーテンのところに誰かいる」「子どもがたくさんいる」などの"幻の同居人"，「壁に虫がたくさんいる」というように，実際にいないのにおびえることがある。外部からの刺激なしに生じ，中等度の認知症の人に多くみられる。一般に認知症の場合の誤認は時間がたつと忘れることが多いが，DLBの幻視の場合は，時間がたってもその特徴をしっかり覚えているのが特徴といわれている。

1）幻覚の原因

心理・環境・状況的ストレス要因などの心因性，気質性，身体疾患からくる症状性，精神病性，薬物と関係する薬理性などがあげられる。

2）幻覚への対応

　幻視は実際に見えていないものであるが，それを否定しても認知症の人は納得できない。認知症の人がおびえている場合，ケアスタッフは「なにもいない」などと否定せずに，認知症の人にさりげなくその場から移動してもらうことで本人は安心できる。さらに，ケアスタッフはそばにいて一緒に時を過ごす，本人の注意をそらすようなことをする。さらに，居心地のよいなじみのある環境への改善や，日常生活のメリハリをつけ生活の中にリズムを確保するような工夫をする。

3．夕暮れ症候群・昼夜逆転・睡眠障害

　高齢になると1時間から2時間おきに目覚めるような睡眠パターンになって，眠りが浅い状態になることが多い。睡眠覚醒のリズムの乱れにより，睡眠障害が起こり認知症の人の約30%に睡眠障害が起こるといわれている（本間，1998）。それが，さらにせん妄や昼夜逆転へと発展し行動障害を伴うこととなる。睡眠障害の特徴は夜間の睡眠持続障害を主とする夜間睡眠の分断と，レム睡眠の低下である（山寺，1999）。また，睡眠時無呼吸症候群の出現頻度も高い（古田ら，1994）。

○夕暮れ症候群

　夕暮れ症候群（「夕方症候群」）（sundowning syndrome）は，老年期の認知症でみられる。夕方，日没頃の時間帯になると，そわそわし始め，「家に帰ります」といって外に出て行く。本人は家族団らんの場やお迎えの時間，両親の待つ生まれ故郷を目指していると考えられる（夕暮れ症候群では徘徊が活発になると行方不明などになるので，行動に注意する必要がある）。

　徘徊のほかに，興奮，攻撃，叫び声，介護抵抗など不穏な行動，とんとん叩く，シーツをつかむ，体をひっかくなど精神症状が悪化することを繰り返すなど奇妙な行動となる。昼間は比較的落ち着いて穏やかであるが，夕方から夜間にかけて感情が不安定になり，多動となる場合がある。時間に関する見当職障害のため，夕方から夜間にかけて昼間と同じように活動的となる，夕暮れ症候群は大体夕食が終わる頃に落ち着いてくることが多いが，なかには，夜間の生活パターンとならず，夜間の不眠，夜間せん妄につながるケースもある。

○昼夜逆転

　脳梗塞や脳出血などの脳循環障害においてはその20〜50%の高い頻度で睡眠障害を合併する。認知症の進行に伴い睡眠覚醒リズムが狂い，日中の居眠り，夜間の覚醒が頻繁に見られるようになる。寝つけなかったり，途中で何度も起きる。また，夜中に目が覚めてその後眠れない。一方，朝早くに目が覚めてしまい「もっと寝なくちゃ」と焦り，余計に眠れなくなる。

1）睡眠障害の原因

　加齢に伴って，生理的に睡眠パターンが変化する。睡眠覚醒のリズムは自立神経系，内分泌

系，循環器系などの生体リズムの障害と併存している。また脳内の特定部分（視交叉上核）で，一日24時間の生体の活動量と同調しているが，この調節機能が障害されると昼夜逆転が生じる。

　生活リズムを乱す原因として一番多いのは日常生活の心理的問題である。例えば配偶者や友人との死別，定年退職に伴う社会的地位の喪失などの喪失体験，体力の低下や病気に対する不安などがリズムを乱す。これらが原因でうつ病や神経症に発展すると，睡眠障害や日常の活動性低下が著明となり，日中と夜間の活動性が逆転する身体的な病気も生活のリズムを乱すことがある。呼吸器疾患，心疾患，胃腸疾患などの症状で見られる呼吸困難，咳，痰，胸痛，胸やけ，腹痛，前立腺肥大や尿路感染症のような排尿障害，皮膚の掻痒感，などが睡眠を妨げ生活リズムを狂わせることがある。

　薬剤としては向精神薬，抗パーキンソン薬，気管支拡張剤，降圧剤，抗不整脈薬などの心血管系剤，ステロイド剤，抗生剤，インターフェロンなどが生体のリズムを乱す薬剤としてあげられる。

２）睡眠障害への対応

　睡眠や覚醒リズムの障害が生活の乱れを招き，その結果として夕暮れ症候群や昼夜逆転が出現する。夕暮れ症候群の場合，原因の解明や夕方から夜間にかけての行動に対する適切な対応が特に要求される。規則正しい生活，適度な運動，ストレスをためない生活環境，社会活動や趣味などで日常の活動性を高める。生活リズムの乱れに対して，日中の覚醒度を高めるために散歩や軽い運動，日光浴などは効果がある。日中活発に活動して，夕方以降は落ち着いて過ごすようにし，就寝前の歯磨きやトイレに行くなど生活のリズムを整えるなどして入眠しやすい工夫をする。また，生活リズムの障害がせん妄によるものであれば，その原因を特定するために身体疾患や脳の機能障害を確認し，治療をする。また，激しい BPSD に対しては，精神安定薬や睡眠導入剤などの向精神薬が効果を得ることが多い。しかし，たとえば向精神薬の増量から日中の傾眠，夜間の不穏，不眠などの昼夜逆転が助長されては意味がない。精神科医との話し合いにより，日常のケアプランを立てることが必要である。

４．せん妄

　せん妄は，幻覚などの狭義の精神症状を伴う意識変容状態とされ，意識障害の存在が重要な鍵である。ICD-10によると，この意識障害は意識混濁（意識の曇り）である。脳が半分眠っていて，半分目覚めている時に出現するが，他人には眠っているように見えない。一言で言えば，夢遊病すなわち朦朧状態の際に現れる。軽度の意識障害である。意識の清明度の低下だけでなく，興奮や幻覚などの多彩な症状を伴う。症状が進むと脳の中の神経回路では混乱が生じており，現在の自分のおかれている状況を正確に把握できなくなる。すなわち，過去の経験や記憶に関する神経回路が，脳の中で勝手に作動してしまい，現実に見えたり聞こえたりする。

せん妄の特徴として，

① 注意の障害（注意の集中，持続ができない，移行できないなど）

② 認知障害（記憶・見当識・思考・知覚〈視覚・言語〉の障害）

③ 精神運動性障害（多動・多弁，驚愕反応など）

④ 睡眠・覚醒周期の障害（昼夜逆転，覚醒後に幻視など）

⑤ 感情の障害

があげられる。発症は急激で数時間から数日の経過。症状は日によって大きく異なり一日のうちでも興奮とぼんやりを繰り返す等変動する。

　せん妄の症状としては，興奮の起こる数時間前から徐々に落ち着きをなくし，焦燥感や不安感が生じ，注意散漫となり，同じ話を繰り返し，話のまとまりがなくなっている。夜中に起き出して，ゴミ箱に向かって話し出す（夜間せん妄）等のおかしな行動が見られる。夜間に興奮したことは翌朝忘れている，一部を思い出しても，記憶はぼんやりしていて断片的である。特に，即時記憶や短期記憶の障害が目立つが，長期記憶やせん妄以前の記憶は保たれている。見当識障害のため時間，場所，人の名前などはわからなくなる，さらに，思考散乱，会話が成り立たないことがある。知覚障害として錯視，幻視などから，虫がいるなどと追い払うなどの行動をとる。精神運動障害のため，興奮した状態と減退した状態を繰り返す。睡眠に関しては夜間の不眠，日中は傾眠傾向がみられる。感情の障害として，恐怖感，不安感，焦燥感などがみられる。

1）せん妄の原因

　比較的多い原因は薬物の副作用があげられるので，服薬のチェックが必要である。疾患の治療薬（総合感冒薬やうつ病の治療薬，抗パーキンソン薬，睡眠導入剤）も原因になるときがある。脳器質性疾患では脳循環障害である。アルツハイマー型認知症より脳血管性認知症や混合型認知症を併発しやすい。脳血管性認知症では，病気の始まり頃からせん妄状態が出やすいことがある。身体疾患では肺炎などの感染症，糖尿病などの代謝疾患，内分泌疾患（ホルモン異常）がある。また，血液疾患，ビタミン欠乏症，手術，アルコールなどが原因となる。脱水も原因の一つであるので，脱水の原因として発汗，嘔吐，下痢，食欲不振などの観察をする必要がある。

2）せん妄への対応

　不安や心的ストレスなどの身体的サインを見逃さず身体疾患の有無，あるいは治療中であれば服用している薬の副作用も考慮する。対応上，最も大切なことは，不穏を鎮め，安心感を与える環境を整えることや，ケアスタッフや周囲の人の温かい言葉がけやスキンシップなどにより，不安を除去することである。意識障害の為に記憶の時間的なつながりが失われて断片的であるため，同じ説明を繰り返す必要がある。そして，助言は単純で同一の表現がよい。夜間の

54

不眠の場合，室内が暗いと不安となるために少し明るくする。幻覚や妄想を否定すると，否定されたという感情のみが残り気分が不安定になることから，別の事柄に関心を向けるなど配慮する。特に身体不調の時に起こりやすいので，感染症や脱水の時は治療が必要である。せん妄を引き起こした誘引の除去に努め，全身状態の改善や脳循環の改善に努める。必要に応じて，抗精神病薬や抗不安薬，睡眠薬を適量に使用すると良いが，ふらつきや転倒などの副作用に十分留意する必要がある。これらの薬の一部はせん妄を起こしやすい場合もあり，観察や注意が大切である。

５．徘徊・多動・落ち着きのなさ

　認知症の人に見られる行動異常や精神症状の中で，徘徊はもっともケアの場面で困難を伴う。徘徊はアルツハイマー型認知症に多い。認知症のステージによってその理由は異なるともいわれているが，徘徊行動は，多動型，目的指向型，定位不能型の３つに類別される。多動型は，とにかく休まずに歩き続ける。目的指向型とは，本人はある目的をもっているようであるが，周囲の人々や環境との相互関係がうまく操作できないため，徘徊とみなされる。定位不能型とは，失見当識，失所在識といわれ，認知機能の低下による空間的，時間的な方向感覚に障害が生じ，徘徊する。つまり，実際は何らかの目的や理由が存在する。しかし，本人がその目的を説明できない，或いは，歩き回っているうちに当初の目的を忘れてしまうために，周囲には歩き回る目的が理解されず，不適切に見える。徘徊は男女ともに生じるが，男性に多く出現する。

○記憶障害から徘徊

　記憶障害：近時見当識障害（場所・時間）による記憶障害により徘徊する。自分の住んでいる場所がわからなくなると，自分の家であるにもかかわらず自分の家を探したり，自分の家でもトイレがわからなくなり徘徊をしてしまうなどの症状がみられる。

１）徘徊の原因

　徘徊の原因は，脳の中のナビゲーション機能がうまく働かなくなった状態で，自分のいる場所，道を立体的に理解する能力の障害による。脳のナビゲーターは行動の目的もその中に設定しているが，これらの働きがうまくいかなくなった結果として，徘徊が始まる。また，記憶を失うので，置いたものをよく忘れるようになり，探しているうちに何を探していたか忘れてしまい徘徊する。

２）徘徊への対応

　介護している家族は，いつ，家を出ていくかわからないので家族は鍵をかけておかないと安心できない。行動を制限された本人もストレスをため込むことになる。家族・本人のストレスを解消するには，デイサービスやショートステイ等サービスを上手に利用し，本人の居場所の確保に努めることも必要である。また，認知症老人徘徊感知器などの貸し出しのサービスもあ

る。見当識障害，記憶障害から現在の住まいを自分の住まいと認識することができず徘徊している場合，「昔の家はもうない」などと説明しても納得しない。頭ごなしに否定すると，感情的になり，徘徊を助長したり，別の行動症状を呈することもある。

　「帰る家に今日はご飯がないからまずこっちで食事を済ませよう」「電車がもうないから明日一緒に行こう」などと，「帰りたい気持ち」を汲み取ることである。一旦家の外に出てぐるりと一回りすると気がすむこともある。徘徊で行方不明になったときのことを考えて，私服などに氏名，住所や電話番号など身元を確認できるようにしておくことも大切である。個別ケアの推進と共に，徘徊SOSネットワークのように認知症の人の命を守る地域全体でも見守るサポート体制づくりが不可欠となる。

○記憶障害からの徘徊

　ものを置いた場所を忘れ探して歩き回るなどの症状がある。

1）徘徊の原因

　近時記憶を失うので置いた物をよく忘れる。さらに，探しているうちに何を探していたか忘れてしまい徘徊する。

2）徘徊への対応

　記憶障害から自分の持ち物を探して徘徊が生じている場合には，探し物をしている本人の気持ちを否定しないことである。この場合，本人と一緒に探してみるのもよい。財布をよく失くすのなら財布は預かっておいて，本人の見つけやすい場所にさりげなく置いておき，一緒に見つける。また探している時に「もう長く探したからちょっと一休みしましょう」「後で探すのを手伝うから」と一時中断するのもよい。

○思考・判断力からの障害徘徊

　周囲の状況が理解できず，どのように行動してよいかも判断がつかず，不安そうに歩きを続けるなどの症状がある。目的があって行動を起こしたのにかかわらず，手順がわからず混乱し徘徊する。

1）徘徊の原因

　思考・判断力の障害の認知障害，実行機能の障害による。

2）徘徊への対応

　思考・判断力の障害，或いは実行機能障害などが徘徊の原因となっている場合，焦らなくて良いことを説明し，周囲が「一緒に協力して」行う態度が大切である。混乱が収まると，再び自分から行動するのを再開することも多い。失敗することがわかっても無理やり止めないでさりげなく手助けするとよい。

○感情障害からの徘徊

　気分・情動の感情障害（気分・情動の障害）の症状は，不安や高揚感から理由もなく徘徊す

る。

１）徘徊の原因

　感情障害は気分の高揚が原因となって徘徊となることもある。出来事や周囲の状況の変化が刺激となり気分が高揚し徘徊する。また，自分のしていることが失敗につながるとその理由が分からないと不安になる，自分自身の状況について理解できないことも不安を強める。身体疾患が生じていて身体的不快感が持続すると不安になる。さらに，一人だと不安が強まるので一緒にいてくれる人を求めて徘徊することもある。

２）徘徊への対応

　何らかの刺激によって気分が高揚している場合，それ以上の環境の変化を避けることが重要である。本人が安心を得られるような環境で，穏やかに接する必要がある。言葉によって説明するよりも，本人を取り巻く状況を穏やかにして，時間をかけてゆっくり関わることが大切である。不安に対しても同様の対応を心がける。ここで，拘束や施錠は不安感を煽り，徘徊を強めるので，認知症高齢者徘徊感知器などを使用する。ケアスタッフが一緒に歩いて不安を軽減することが望ましい。認知症の人にとってはなじみの環境と，なじみの人が大切だといわれる。ケアスタッフが環境を整え，なじみの人になれるように努力し人間関係を深めていくことである。ケアスタッフは，認知症の人に，「ここは私の家」「ここにいるのが一番居心地がよいので，一番安心しておれる」という落ち着く場所が確保できる住環境と人的環境を整え，徘徊の予防に繋げていきたいものである。

6．食行動の異常（過食・異食）

　食行動は日常行動の一つであり生活の基本となる。認知症の人の食行動の異常には，次のような症状の場面がある。

- 多食：一度に大量の食べ物を食べる。
- 頻食：絶えず食べている，食べようとする。
- 過食：多食と頻食を一括して行う。食べ物の好みが変わることから始まる。
- 盗食：他人の食べ物を盗んで食べる。
- 異食：食品でないものを口にする。食欲に基づく行動ではないので，身近にある興味を引く物を何でも口にいれる。異食は必ずしも過食と関連してはいるわけではない。
- 偏食：好きなものしか食べようとしない（血液検査では低蛋白血症，低カリウム血症になることがある）。
- 少食：少量しか口にしない。あるいは食べたり食べなかったりする。
- 拒食：食べまいとする。

1）食行動異常の原因

　認知症の人の食行動の異常に関しては，認知症の中度から重度に見られることが多い。アルツハイマー型認知症の初期には，記憶力や判断力の低下に伴う炊事行為の異常，味覚や嗅覚の変化による好みの変化，食べたことを忘れ何度も食事しようとする行動や逆に拒食がみられる。中期には，満腹中枢の機能障害から，食欲が亢進し過食や盗食がみられる。摂食行動もマナーが悪くなり，周囲を汚し，また手掴みで食べることもある。徘徊で体力を使い本当に空腹の時もあるので，行動を観察することが大切となる。アルツハイマー型認知症の重度の場合には，異食，前頭側頭型認知症（ピック病含む）は側頭葉の障害から口唇傾向（何でも口に入れる）がみられる。さらに進むと，側頭葉を中心としたその周辺の障害から，食べ物の認知が障害され，食物でないものを口にしたりする異食がみられたり，食事をまったく拒否することもある。食欲低下の場合，前頭葉の萎縮が意欲障害に関係する。前頭側頭型認知症では，比較的初期から意欲障害が始まるが，それは前頭葉の障害が始まっているためである。認知症の末期には食事をするという本能行動も衰える。

2）食行動異常への対応

　家庭での対応として，おかずは大皿で盛ると，他人のおかずに手をつけないことが多い。

　会話を増やし，食事を楽しむことが重要である。食事が終わった後の対応としては，食事が終わったのにまた食事を要求した場合，「はいわかりました」と返事をし，様子を見る。たまにお茶とお菓子を，少量，皿に盛り「食事までこれを食べていて下さい」と差し出す。デイサービスや施設で，盗食がある場合には，食事中はケアスタッフが傍にいて話しかけ，一緒に食事をとるようにする。空腹感を防止するには食事量を増やすか，代替になるもので，精神的安定を図る。

　頻食には，要求があればできるだけ話をそらし，要求が始まれば少しそばを離れ，遠くから様子を観察するようにする。

　異食は，空腹感には関係がなく，食物とそうでないものの区別ができないためであり，特に危険なものでない場合にはそれほど大きな問題ではない。ケアスタッフが慌てて興奮して対応すると，認知症の人が驚いて慌てて飲み込んでしまう場合もある。他のものと交換するようなケアが有効である。叱責や説得，指示などは認知症の人の混乱を招くといわれている。異食を抑制するのではなく，一時的に注意をそらせる。また，口にすると危険なものは，手の届かないところや，見えないように予防的処置をする。適切な管理と環境を整備することが重要となる。特にタバコや薬品などは体内に入ると危険な場合があるので，専門医に相談する。消毒薬などは胃洗浄などの処置も必要になるときもあることから，専門医を受診するとよい。

　食欲低下や拒食の場合，まず，身体疾患の有無を確かめなければならない。一方，うつなどの心理環境的要因も考えられるので，家族やケアスタッフが本人に共感することの大切さをま

ずもって認識する。時には抗うつ剤の活用も考えられる。ケアスタッフは，本人の食事のバランスに十分配慮すること。また，一人暮らしの場合は，デイサービスや配食サービスの利用も考えられる。

７．不潔行為
○弄便：便を弄（もてあそ）ぶ行為

便失禁の後始末に困って便を持ち歩いたり，認知力の低下により水洗トイレの使い方がわからず，水で流せないので処理に困り便を持ち歩いたりする。また，便をポケットにしまい込んだり，引き出しやタンスの中にしまい込んだりする。さらに，手に持っていた便を手からぬぐい取るために，部屋の壁やカーテンに塗ったり，畳に塗ったりして便の臭いを部屋中に充満させ，しばらく部屋が使えない状態となることもある。

１）弄便（ろうべん）の原因

不潔行為はどう始末していいかわからず，パニック状態に陥ることから起こる。便秘状態や下剤を使用している場合に起こりやすい。さらに，認知機能の障害から，トイレの場所がわからないことや見つけられないことなどが考えられる。

２）弄便への対応

便失禁をなくすには，本人の排便習慣を把握することや，便意を感じたときの本人特有の行動特性を見つけ，トイレに誘導するタイミングをみつける，トイレでの後始末に配慮し，清潔を保つことで弄便を防ぐことができるので，適切な声がけやケアをする。さらに，トイレの使い方をわかりやすくするために，水洗レバーを目立たせる，廊下やトイレに常夜灯を付ける等を工夫する。本人も恥ずかしさで途方にくれていることから，失敗した時は，本人のプライドを傷つけないようにコミュニケーションをとり，さりげなく更衣や手洗い，後始末をするよう気配りする。

○放尿

トイレの場所がわからずウロウロ探している間に，間に合わずトイレでない場所で放尿してしまう。また，他の場所と勘違いをしてトイレと思い込み，部屋の片隅や廊下，庭などに放尿してしまう行為である。

１）放尿の原因

膀胱炎や利尿薬を服用していると尿意が生じて排尿行為を行うときに衣類をうまく扱えないなど，身体の状況などの影響も考えられるが，トイレ以外の場所や廊下，ゴミ箱などに排尿してしまう行為のことをいう。トイレの場所をしっかり覚えていないなど，場所についての見当識障害や夜間せん妄に伴う見当識障害も考えられる。

２）放尿への対応

　在宅から施設に移り住んできた高齢者などは，なかなかトイレの場所を覚えられないため，失禁や放尿につながる。排尿パターンをアセスメントし，行動特性を把握し，尿意を把握した上でさりげなくトイレ誘導をし，排泄チェックをこまめにする必要がある。また，トイレの目印を明確にするなどの対応が必要である。目印は「便所」など本人にとってなじみのものとし，トイレだという認識ができるようにする。また，夜間，寝室にポータブルトイレを置くことも考えられる。日中は趣味活動をする，他者との交流を図るなど，有意義な時間を過ごし夜間よく眠れるようにし，適切にトイレ誘導をする。一方，本人のストレスの軽減を図り，精神的安定を促していくことが大切である。

８．抑うつ・意欲障害

　高齢者の精神症状でもっとも多い訴えがうつ気分である。軽度のアルツハイマー型認知症にうつ症状の頻度が多い。うつ気分の大きな原因に脳の機能障害がある。例えば，高血圧や脳血管障害などの脳循環障害においては，抑うつ気分の併発する頻度が60％以上との報告もある。うつ気分や活動性の低下がアルツハイマー型認知症の初期症状として出現することも多く，本人がそれを自覚し不安や焦りから余計にうつ気分や気力低下が強まる傾向がある。

　うつの４大症状は ① 抑うつ気分，② 意欲の低下（抑制状態），③ 不安・焦燥，④ 自律神経症状（不眠）といわれる。さらに，判断力の低下や抑うつ状態により，無気力，無関心，意欲低下につながっていく。たとえば，趣味の手芸や庭の手入れを日課のように行っていたにもかかわらず，それらに興味を示さない。部屋に閉じこもる。あるいは食事の支度や家事などに手をつけない。特別な理由がなく，なすべきことをしない。あるいは，できなくなった状態で，活動性の低下がみられる。また，うつ気分は「体調が悪い」と訴え，いつも考え込み，浮かない表情をして気分も晴れず，悲哀感や自責感を訴え，なにもせず気分が沈んでしまう状態がみられる。

　認知症の初期には，抑うつ感情を伴う意欲障害がみられることがある。この場合は，末期の抑うつ状態とは異なり，心理的な現象といわれている。認知症の初期症状が進んだ場合の意欲障害は，抑うつ感を伴わず，感情の平板化（感情の起伏が少ない）という感情障害を伴う。症状が進行して中期になると，物忘れやそのほかの症状が強くなり，抑うつ症状は目立たなくなる。

１）うつの原因

　意欲の障害は認知症の末期にみられるが，原因は前頭葉を中心とした神経細胞の脱落（死）による脳全体の萎縮によるとされている。加齢に伴う身体的，心理的，或いは社会的側面のさまざまな能力の衰えがストレスとなり，それが長期化し，また繰り返されると考えられる。例

えば持病が長引き，日常の生活機能が低下するとあらゆる精神機能も弱くなり，気分が落ち込み，何をするにも自信が持てず，「死んだ方がまし」と厭世的になり閉じこもる。また，心理・社会的要因として，配偶者や友人との死別，生きがいや社会的役割の喪失，社会的孤立感の増大などの，さまざまな喪失感がうつ気分の発症に繋がる。

2）うつへの対応

　エピソード記憶の障害のために自分が述べたことを忘れてしまい，周囲から非難されたり，自責の念にかられ自信を失くしたりすることがきっかけで，閉じこもり，活動性が低下し，憂鬱な気分のきっかけとなることがある。ケアスタッフの激励や叱責は逆効果で，かえってうつ病を悪化させ，最悪の場合は自殺に追いやることもある。それゆえ，ケアスタッフは本人の状況を病気として理解し，共感することが重要である。失敗を責めない。できるだけ本人ができそうなことを見つけて導き，失敗を経験させないようにさりげなく助ける。簡単な家事などをケアスタッフが一緒に取り組むようにするのもよい。本人が，自分は皆から支えられているという安心感を実感できるように，心配りすることである。また，気分の落ち込みが改善することなく数週間続くようなら，精神科や心療内科など専門医を受診することが望ましい。抗うつ薬や精神安定剤の薬物療法も考えられる。

9．仮性作業（常同性・強迫性）

　仮性作業は，一見，まとまりのない意味のない悪戯にも見える動作で，認知症が重度化するほど繰り返す動作（繰り返し行動）は単純になる。せわしなく何かをしているが，まとまりがなく，作業にならないが本人は家族のためにと思ってやっている。時に周囲の迷惑になることもある。前頭側頭葉変性症（FTLD）にみられ，比較的女性にみられる症状である。たとえば，タンスを開け閉めしたり，物を入れたり出したり，一見すると意味のないような動作を繰り返しては止まない状態である。「自分の手が汚い」と言って洗い続けないと気がすまない（洗浄脅迫），自分の家のドアに鍵をかけたか気になり，確認を繰り返さないと落ち着かない（確認脅迫）にみられるこだわりを繰り返す。

1）仮性作業の原因

　前頭葉症状によって動作の繰り返しが起こることがあり，比較的重症化してから出現することが多い。自発性を維持し行動を起こすのが前頭葉の働きであるが，一度起こした行動を止めるのも前頭葉の働きである。この機能が低下した場合，いったん開始した行動は止めることができなくなる。

2）仮性作業への対応

　無意味なことを繰り返しているという認識が本人にない為，注意しても効果がないばかりか，不当に非難されていると感じる。無意味だからと，何もかも取り上げてしまうと不安になるた

め，危険がなければ見守りをして自由にして続けられるよう援助する。危険な場合は，他のことに注意を向けるように働きかけ，繰り返し動作を止める方法もある。強迫性など不安感や焦燥感，興奮等を伴っている場合は，薬物療法（抗精神薬）という選択肢もあるので，専門医に相談するとよい。

10. 攻撃的行動（介護への抵抗）・コミュニケーション障害

　ケアスタッフから失敗を指摘される，行動を注意される，制止される，またはケアスタッフが型にはめようとすると不満が爆発し，攻撃的行動として本人の辛い気持ちが表出することが多い。しかし，攻撃的行為はケアスタッフだけでなく，他の人に対して向けられることがある。この攻撃的行動は「言語的攻撃性のある行動」と「身体的攻撃性のある行動」に分類される。たとえば，ケアスタッフへの暴言，暴力・他害などがあげられる。言語的攻撃性とは，大声で叫ぶことやののしること，かんしゃくを起こすこと，奇声を発することなどをさす。身体的攻撃性とは叩く，ひっかく，かむ，殴る，蹴るなどの行為である。

1）攻撃的行動の原因

　一般に，攻撃的行動は重度の認知機能障害のある人に見かけられる。言語的・身体的攻撃性は，社会との関わりが乏しい人に多いといわれている。

　原因としては次の3点が考えられる。

　① 環境的原因として，やりたいことをケアスタッフが邪魔してしまう。着衣や入浴介助など型にはめられるのが不満である。自分が嫌だと思っていることを，ケアスタッフにわかってもらえない。介護してもらう動作内容が予測できず，怖いと思っているなどである。

　② 身体的原因として，痛いのだけれど訴えられない，便秘で不快感がある，感染症で具合が悪い，不眠である，眠くて機嫌が悪いなどがあげられる。

　③ 精神症状として，幻覚や妄想，うつ状態がある。

2）攻撃的行動への対応

　できないことや不得意なことに取り組ませて，不快感・劣等感を感じさせることがないようにする。衝動的，行動的になる場合は，状況に共通点がないか考える。ささいなことがきっかけになっていることもあるが，きっかけもない状態で，衝動的，攻撃的になる場合は，性格の変化も考えられる。また，本人が特定の人物に対して攻撃するのなら，その人との接点を減らすなど，人間関係に配慮することも必要である。一般に認知症の人にみられる攻撃的行動は，不適切なケアの結果として出現しやすいといわれている。攻撃的行為はケアスタッフ側に責任があることが考えられるので，ケアの方法を再検討する必要がある。特に嫌がることに対する無理な勧めは禁物である。他の利用者に対して攻撃的な行為に出る場合は，その人との関係性に問題がある場合もある。また，過去の誰かと人物誤認していることも考えられる。いずれに

しても，この場合，認知症の人のケアだけでなく，攻撃される人の保護も検討しなければならない。

　さらに，環境の変化がきっかけとなって改善する場合もあるので，施設やデイサービスを利用するのも一つの方法である。拒否や抵抗する場合は，「何をされるかわからない」という恐怖感を持っている場合が多いので，簡単な言葉でゆっくりと納得できるように説明をするように心がける。それでも不安な様子であったら段階的に試みる，或いはタイミングをずらすなどの工夫をする。ケアスタッフの負担が大きい場合は，抗精神薬，抗うつ薬などの薬物療法も選択肢となる場合がある。

第3節　生活の中の困難さをアセスメント

1．生活全体をアセスメントする必要性

　欧米諸国で作成された新しい時代の認知症尺度は，単に認知症を判断するだけでなく，認知症の状態の質や量を定量化することができる。さらに，認知症の症状の段階や程度を明確にすることができる。家族の介護負担度の把握や日常の介護プランに役立て，効果的なケアを実践していくためには，BPSDの種類や程度を明らかにしていくことは，きわめて重要である。そのBPSDをアセスメントするスケールは，さまざまなものが作成されている。しかし，いま，課題となっているのは，どの行動をBPSDととらえるのか，頻度の分類や経時的にアセスメントできるスケールの開発が必要だといわれている。しかし，出現頻度の数値化や重症度を客観的に評価するのは難しいとされている。以下にいくつかのスケールを紹介する。

1）Blessed認知症評価尺度

　Blessed認知症評価尺度は，認知症の状態を定量化するためにも利用されており，症状の段階や程度を明確にすることで，認知症の重症度が評価できる。また，Blessed認知症評価尺度は，認知症高齢者の脳の病理的変化と相関関係があることが明らかとなっている。

表3－3－1　Blessed認知症評価尺度

得点は0〜28点で，得点が高いほど認知症の度合いが高い，点数の記載がある項目以外は，1項目で1点である。2番めの項目（情報スコア）は，見当識や記憶をテストする項目を含む。

1　家事を行うことができない
2　小銭でも金銭を取り扱うことができない
3　簡単な物品リストを思い出すことができない
4　屋外で道を探せない
5　慣れた通りでも道を探せない
6　周囲の状況を見極められない
7　最近の出来事を思い出せない
8　過去にふけりがちである
9　食事：
　　ちらかして，スプーンのみで食べる
　　ビスケットのような単純な固形物なら食べられる（2点）
　　食べるのに介助が必要（3点）
10　着替え：
　　ときどき，ボタンを掛け違えたりする
　　順番を間違える。品物を忘れる（2点）
　　着替えができない（3点）
11　括約筋のコントロール：
　　ときどき，夜尿がある
　　頻回に夜尿がある（2点）
　　尿便失禁がある（3点）

```
12　次第に柔軟性がなくなる
13　次第に自己中心的になっている
14　他人を思いやる気持ちを持てなくなっている
15　感情が粗雑になる
16　感情のコントロールが障害されている
17　場違いな状況ではしゃぐ
18　感情的反応が減退している
19　性的不品行が見られる（高齢になって新たに）
20　趣味を放棄する
21　自発性の減退あるいは無関心の増大が見られる
22　目的のない高揚感が見られる
                                                    総得点　　　　点
```

出所）ジョセフ・J・ガロ，テリー・フルマーら，井上正規監訳『医療・看護・福祉の現場で役立つ高齢者アセスメントマニュアル』メディカ出版，2006年，p.92より引用

表 3 － 3 － 2　　Moore 機能的認知症尺度

```
各項目を次のように評価する
1 点　まったくあるいはほとんど見られない
2 点　時に見られる
3 点　かなり見られる
4 点　ほとんどあるいは常に見られる
```

```
1　着替え，入浴，計算など簡単な課題遂行をするのが困難である
2　座ったままか，明らかに無意味な動作をしながら時間を過ごす
3　夜間徘徊するか，徘徊を防ぐために抑制が必要である
4　現実に存在しない物音が聞こえる
5　食事に見守り，または介助が必要である
6　物を失くす
7　好きなようにさせておくと，外見がだらしなくなる
8　うめく
9　排便をコントロールできない
10　他人に危害を加えると脅す
11　排尿をコントロールできない
12　不注意な喫煙，火の不始末，転倒などでけがをしないよう見守りが必要である
13　手の届く範囲にあるものを壊す，たとえば，家具を壊したり，食器を放り投げたり，雑誌を破ったりする
14　叫んだり，わめいたりする
15　その非難が真実でないことが明らかな場合でも，身体的危害を加えた・所有物を盗んだと言って他人を責める
16　病気による限界に気がつかない
17　錯乱をきたし，自分がどこにいるかわからない
18　物事の想起が困難である
19　気分が突然変化する，たとえば気分を損ねたり，怒ったり，すぐに泣いたりする
20　一人にしておくと，日中目的もなく徘徊するか，徘徊防止のための抑制が必要になる
                                                    総合点
```

出所）ジョセフ・J・ガロ，テリー・フルマーら，井上正規監訳『医療・看護・福祉の現場で役立つ高齢者アセスメントマニュアル』メディカ出版，2006年，p.93より引用

2）Moore 機能的認知症尺度

　Moore 機能的評価尺度は認知症の重症度が評価できる。この質問紙には介助者が筆記または口頭で答えるが，一定の得点以上の患者はナーシングホーム適応となる確率が高く，対処困難な問題がある場合が多い。

3）記憶と問題行動のチェックリスト

　記憶と問題行動のチェックリスト（Revised Memory and Behavior Problems Checklist）改訂版（表3－3－3）は，観察可能な BPSD への頻度を測定し，ケアスタッフの反応を評価する。

表3－3－3　記憶と問題行動のチェックリスト（改訂版）

過去1週間に見られる利用者の状態の頻度を，測定法に従って頻度と反応の両方に，該当する数字に○をつけてください。

頻度の測定	反応の測定
0＝1回も見られない	0＝まったくなし
1＝過去1週間にはなし	1＝少し
2＝過去1週間に1ないし2回	2＝やや
3＝過去1週間に3〜6回	3＝非常に
4＝1日1回以上	4＝極端に
9＝わからないまたは当てはまらない	9＝わからないまたはあてはまらない

		頻度	反応
1	同じ質問を何度も繰り返す	0 1 2 3 4 9	0 1 2 3 4 9
2	最近の出来事を思い出すのが困難である（たとえば新聞やテレビで見たことなど）	0 1 2 3 4 9	0 1 2 3 4 9
3	過去の重要な出来事を思い出すのが困難である	0 1 2 3 4 9	0 1 2 3 4 9
4	物を失くしたり，置き場所を間違えたりする	0 1 2 3 4 9	0 1 2 3 4 9
5	今日は何曜日か忘れる	0 1 2 3 4 9	0 1 2 3 4 9
6	物事を始めるが，やり遂げない	0 1 2 3 4 9	0 1 2 3 4 9
7	課題に集中するのが困難である	0 1 2 3 4 9	0 1 2 3 4 9
8	物を壊す	0 1 2 3 4 9	0 1 2 3 4 9
9	あなたを困らせるようなことをする	0 1 2 3 4 9	0 1 2 3 4 9
10	夜中にスタッフに声をかける	0 1 2 3 4 9	0 1 2 3 4 9
11	大声で，早口に話す	0 1 2 3 4 9	0 1 2 3 4 9
12	不安そう，あるいは悩んでいるように見える	0 1 2 3 4 9	0 1 2 3 4 9
13	自分や他人に危害のある行動をする	0 1 2 3 4 9	0 1 2 3 4 9
14	自分を傷つけると脅かす	0 1 2 3 4 9	0 1 2 3 4 9
15	他人を傷つけると脅かす	0 1 2 3 4 9	0 1 2 3 4 9
16	他人に対して言葉で攻撃する	0 1 2 3 4 9	0 1 2 3 4 9
17	悲しそうに，あるいは憂うつそうに見える	0 1 2 3 4 9	0 1 2 3 4 9
18	将来について絶望または悲哀の感情を表出する（たとえば「やりがいのあることが何もない」「私は何事もきちんとで	0 1 2 3 4 9	0 1 2 3 4 9

	きない」)														
19	泣いたり，涙もろい	0	1	2	3	4	9		0	1	2	3	4	9	
20	自分や他人の死について口にする（たとえば「人生を生きるに値しない」「死んだほうがましだ」）	0	1	2	3	4	9		0	1	2	3	4	9	
21	寂しいと言う	0	1	2	3	4	9		0	1	2	3	4	9	
22	自分には価値がないとか，他人の重荷になっていると言う	0	1	2	3	4	9		0	1	2	3	4	9	
23	挫折感について，または人生でなし遂げる価値のあるものは何もないなどと口にする	0	1	2	3	4	9		0	1	2	3	4	9	
24	口論をしかけたり，いらいらしたりまたは不平を言ったりする	0	1	2	3	4	9		0	1	2	3	4	9	

出所）ジョセフ・J・ガロ，テリー・フルマーら，井上正規監訳『医療・看護・福祉の現場で役立つ高齢者アセスメントマニュアル』メディカ出版，2006年，pp.93-94より引用一部改変

　患者の心配な行動が認知症による可能性があると考えれば，ケアスタッフの苦しみの緩和のためにもアセスメントは利点がある。ケアスタッフがうつ病になる可能性は，高齢者の機能に関する客観的測定により，むしろ，状況についてのケアスタッフの主観的評価から予測ができる。チェックリストを利用することで認知症高齢者に対するBPSDの把握ができ，予測をもってケアを実践することが可能となる。

4）認知症の症状に関する機能評価尺度

　認知症高齢者の生活に密着した「認知症の症状に関する機能評価尺度」（Texas Tech Functional Rating Scale for the Symptom of Dementia）がある。Huttonらは，ナーシングホーム利用の指標として，30点以上としている。さらに，在宅療養者が「排泄のコントロール」「言語的コミュニケーション」「清潔と身だしなみ」が困難になると，生活機能全体が低下し，ナーシングホームの必要性が高まることを示している。内科医が障害のレベルに達していると説明ができたら，家族の「本人を入所させてしまう」という罪悪感を多少なりとも緩和できるかもしれない。その際，機能評価尺度と合わせて，他の医学的・社会的・心理的・経済的側面のアセスメントも，当然必要であることを忘れてはならない。

表３－３－４　認知症の症状に関する機能評価尺度

　利用者の行動を最もよく表している項目の数字に○をつけてください。
【A】食事
0　適切な食器を使ってきちんと食べる
1　食器の使用に多少困難があり，散らかして食べる
2　手を使えば固形食品（たとえば，果物，クラッカー，クッキー）を食べることができる
3　食事に介助が必要
【B】着替え
0　介助なしに適切に着替えることができる
1　自分で着替えができるが，ときどき組み合わせの違う靴下を履いたり，ボタンをかけ違えたり，紐を結び違えたりする
2　着方を間違えたり，何かを忘れたり，外出着として寝間着を着たりするために見守りが必要

3　自分で着替えができず，また不適切な場に裸で現れたりする

【C】排泄のコントロール

0　完全に括約筋をコントロールできる

1　ときどき，ベッドをぬらす

2　頻回にベッドをぬらす，または日中に尿失禁がある

3　尿と便の両方，失禁がある

【D】言語的コミュニケーション

0　正常に話す

1　会話，もしくは言葉を見つけるのに若干の困難がある

2　簡単な会話のみできる

3　つじつまの合った会話ができない

【E】名前の記憶

0　かかわりのある知人の名前は想起できる

1　単なる知人や遠い親戚の名前は想起できない

2　親しい友人や近親者の名前を想起できない

3　配偶者やその他，同居している人の名前を想起できない

【F】出来事の記憶

0　最近体験した出来事を詳しく順序立てて想起することができる

1　最近体験した出来事を詳しく順序立てて想起することができない

2　すべての出来事（たとえば，最近の外出，親戚や友人の訪問）を周りから示唆されなければ想起することができない

3　すべての出来事を周りから示唆されても想起することができない

【G】精神的注意力

0　通常意識は清明で，環境に注意を払う

1　すぐに気が散り，放心状態になる

2　しばしば同じ質問を繰り返す

3　テレビを見ていても，注意が維持できない

【H】全錯乱

0　環境に適切に反応する

1　夜間覚醒時の錯乱が見られる

2　日中でも反復的に錯乱が見られる

3　ほとんど常時，完全な錯乱状態にある

【I】空間見当識

0　見当識があり，自分の位置感覚を保持できる

1　居住地区で自動車を運転したり，乗り物に乗っている時，位置が混乱する

2　近所を歩いていて迷う

3　自分の家や病棟で迷う

【J】顔の認知

0　最近知り合った人の顔を認知できる

1　最近知り合った人の顔を認知できない

2　親戚や親しい友人の顔を認知できない

3　配偶者やその他，同居している人の顔を認知できない

【K】清潔と身だしなみ

0　だいたい，きちんとしていて清潔である

1　身だしなみに関心を示さない（たとえば，歯みがきをしない，髪をとかさない，髭をそらない）

2　定期的に入浴しない

3　入浴と身だしなみに介助が必要

【L】感情

0　通常と変わらない

1　感情反応に軽度の変化が見られる——多少，苛立ちやすくなったまたは，受動的になりユーモアが乏しくなった。ややふさぎ込むようになった

2　感情反応に中等度の変化が見られる——無感動になった，頑固になった，ふさぎ込むようになった，怒りを爆発させる，すぐに泣き出す

3　感情抑制困難——不安定になった，急激に気分が変わる，不適切な状況で笑ったり泣いたりする，暴力を爆発させる

【M】社会的反応

0　これまでの「正常」と変わらない

1　過去にこだわり，現在の状況に適切に関わることができない

2　他人の感情への配慮に欠け，喧嘩っぱやく，苛立ちやすい

3　不適切な性的行動や反社会的行動が見られる

【N】睡眠パターン

0　これまでの「正常」と変わらない

1　正常時に比べ，明らかに睡眠時間が多い，または，少ない

2　不穏状態，悪夢，睡眠障害，頻回の覚醒が見られる

3　夜間は一晩中またはほとんどの時間，徘徊し眠れない

出所）ジョセフ・J・ガロ，テリー・フルマーら，井上正規監訳『医療・看護・福祉の現場で役立つ高齢者アセスメントマニュアル』メディカ出版，2006年，pp.95-96より引用

5）Dementia Behavior Disturbance Scale（DBDS）

　認知症に伴うさまざまな行動障害は，ケアスタッフにとって大きな負担になっている，溝口ら（1993）のDBDスケール（Dementia Behavior Disturbance Scale）は，BaumgartenのDBDスケールを用いて，アルツハイマー型認知症の行動異常の評価を試みている。本スケールは，客観的評価や経過観察の方法として，ケアスタッフに対して質問を行うアセスメントスケールである。信頼性が高く介護負担も反映しうる有用な評価法である。認知症高齢者にみられる出現頻度を，5段階の点数で評価する方法で，0点以外は異常，合計得点は0点から112点まで，より高得点であれば，多くの行動障害の頻度が高いことを示す（表3-3-5）。

表3-3-5　Dementia Behavior Disturbance Scale（DBDS）

次の1から28の項目について，次の0から4までの評価に従って記入してください。

0：全くない　1：ほとんどない　2：ときどきある　3：よくある　4：常にある

項　　目	点数記入欄	
	入院時	退院時
1　同じことを何度も何度も聞く		
2　よく物をなくしたり，置場所を間違えたり，隠したりしている		
3　日常的な物事に関心を示さない		
4　特別な理由がないのに夜中起き出す		
5　特別な根拠もないのに人に言いがかりをつける		
6　昼間，寝てばかりいる		
7　やたらに歩き回る		
8　同じ動作をいつまでも繰り返す		
9　口汚くののしる		

10	場違いあるいは季節に合わない不適切な服装をする		
11	不適切に泣いたり笑ったりする		
12	世話をされるのを拒否する		
13	明らかな理由なしに物を貯め込む		
14	落ちつきなくあるいは興奮してやたら手足を動かす		
15	引き出しやタンスの中身を全部だしてしまう		
16	夜中に家の中を歩き回る		
17	家の外に出て行ってしまう		
18	食事を拒否する		
19	食べ過ぎる		
20	尿失禁する		
21	日中，目的なく屋外や屋内をうろつきまわる		
22	暴力を振るう（殴る，かみつく，引っかく，蹴る，唾をはきかける）		
23	理由もなく金切り声をあげる		
24	不適当な性的関係を持とうとする		
25	陰部を露出する		
26	衣服や器物を破ったり壊したりする		
27	大便を失禁する		
28	食物を投げる		

出所）日本認知症ケア学会編『認知症ケア標準テキスト改訂・認知症ケアの実際Ⅰ：総論』ワールドプランニング，2011年，p.101を一部改変

6）日本語版 Behave-AD

　BPSD の症状評価尺度により，症状の有無や重症度を客観的に把握できる。1987年，Reisberg らが Behavioral Pathology in Alzheimer's Disease Rating Scale（BEHAVE-AD）を発表した。これはケアスタッフから半構造化された聴取に基づき，25項目と総合的な全体像を調査するものである。AD の精神症状を対象とした薬物療法の薬効判定のために開発した症状評価尺度である。

　日本語版 Behave-AD（Behavioral Pathology in Alzheimer's Disease）（表 3 - 3 - 6 ）は，アルツハイマー型認知症にみられる精神症状を対象にした薬物療法の薬効を判定する目的のために，開発されたアセスメントスケールである。このスケールは，行動評価尺度においては最も古い行動尺度のひとつである。ケアスタッフなどの面接から得られた情報に基づいて 7 つの下位尺度25項目と全体評価の26項目について 4 段階で重症度を評価する。同一の精神症状や行動については複数の下位尺度にまたがって評価しないなどの留意点がある。また，最後の全般評価は，25項目に関してのケアスタッフの介護負担度と患者の危険性を尋ねるもので，25項目をまとめた BPSD の総合評価ではないので，25項目で評価された重症度と全般評価は必ずしも一致し

ない（本間ほか，1999）。1999年，朝田らが BEHAVE-AD の日本語版で信頼性の検討をした。その特徴は，BPSD を行動療法（C，D，E）と心理症状（A，B，F，D）の2つのドメインに分けて，評価可能なことである（中村，2010）。実際の臨床場面では使いやすいのが特徴である。

表3－3－6　日本語版 Behavioral Pathology in Alzheimer's Disease（BEHAVE-AD）

最近2週間の患者の精神症状について，ケアスタッフとの面談に基づき，その症状の程度について評価し，該当する程度の数字に○をつける。

A．妄想観念

1．だれかが物を盗んでいるという妄想
「だれかが物を盗んでいると信じておられるようなところがありますか」
　　0：なし
　　1：だれかが物を隠しているという妄想
　　2：だれかが家に侵入して物を隠したり盗んでいるという妄想
　　3：家に侵入しただれかと話したり，その声に聞き耳を立てる

2．ここは自分の家ではないという妄想
「自分の家にいるのに，ここは自分の家ではないと信じておられるようなところがありますか」
　　0：なし
　　1：そう確信している（家に帰ると荷物をまとめる，「家に連れて帰って」と訴える）
　　2：家に帰ると言って，出ていこうとする
　　3：外出を止められると暴力を振るう

3．配偶者（ケアスタッフ）はにせものだという妄想
「配偶者（ケアスタッフ）のことをにせものだと信じておられるようなところがありますか」
　　0：なし
　　1：にせものだと確信している
　　2：にせものだと言って怒る
　　3：にせものだと言って暴力を振るう

4．見捨てられ妄想
「家族から自分は見捨てられていると信じておられるようなところがありますか」
　　0：なし
　　1：ケアスタッフが電話などをしていると，じぶんを見捨てたり，施設に入れようとしていると疑う
　　2：ケアスタッフが自分を見捨てたり，施設に入れようとしていると疑う
　　3：ケアスタッフが今すぐにでも自分を見捨てたり，施設に入れようとしていると言って攻撃する

5．不義妄想
「配偶者をはじめとする家族が自分を裏切っていると信じておられるところがありますか」
　　0：なし
　　1：配偶者や子どもなどケアスタッフが不実を働いていると確信している
　　2：配偶者や子どもなどケアスタッフが不実を働いていると怒る
　　3：配偶者や子どもなどケアスタッフが不実を働いていると暴力を振るう

6．猜疑心，妄想
「なにかに対してどうも疑いや不信感を抱いているなと感じられるようなことがありますか」
　　0：なし
　　1：猜疑心（自分で物を隠しておいて，どこに置いたかわからないときなど）
　　2：妄想的（訂正困難な猜疑心や，猜疑心に基づいて怒りがみられる状態）
　　3：猜疑心に基づいて暴力を振るう

7．妄想（上記以外）
「以上の他に，ありもしない物や事があると信じておられる様子が見受けられますか」

　0：なし
　1：ありそう
　2：発言や感情状態から妄想の存在が明らか
　3：妄想に基づく行動や暴力がみられる

B．幻覚

8．幻視
「実際にはないものが見えるかのようにおっしゃったり，そのような素振りをされることがありますか」
　0：なし
　1：対象は不明確（あいまい）だがありそう
　2：見える対象が明らかである
　3：見える対象に向かって言動や感情の表出がみられる

9．幻聴
「実際には聞こえていないのに聞こえるとおっしゃったり，そのような素振りをされることがありますか」
　0：なし
　1：対象は不明瞭（あいまい）だがありそう
　2：聞こえてくる音や声が明らかである
　3：聞こえてくる音や声に向かって言動や感情の表出がみられる

10．幻嗅
「火のにおいがする，なにかが燃えるようなにおいがするとおっしゃることがありますか」
　0：なし
　1：対象は不明瞭（あいまい）だがありそう
　2：何のにおいかはっきりしている
　3：匂ってくるものに向かって言動や感情の表出がみられる

11．幻触
「体の上をなにかがはっているとおっしゃったり，それをもぎ取るような動作をされることがありますか」
　0：なし
　1：対象は不明瞭（あいまい）だがありそう
　2：何が触っているかはっきりしている
　3：触っているものに向かって言動や感情の表出がみられる

12．その他の幻覚
「以上のほかに，実際にはないものがあるかのようにおっしゃったり，振る舞ったりされることがありますか」
　0：なし
　1：対象は不明瞭（あいまい）だがありそう
　2：対象がはっきりしている
　3：対象に向かって言動や感情の表出がみられる

C．行動障害

13．徘徊
「用もないのにやたらと歩き回られることがありますか」
　0：なし
　1：その傾向はあるが，やめさせるほどではない
　2：やめさせる必要がある
　3：やめさせようとすると，それに逆らう言動や感情の表出がみられる

14．無目的な行動
「以下に示すような，本人には意味があるかもしれないけれど，傍目には無意味でしかない行動や行為がみられますか」
　例：財布の開閉，衣類を整頓したり取り出したり，服を着たり脱いだり，タンスの開閉，要求や質問の繰り返し
　1：無目的な行動を繰り返す
　2：行ったり来たりするような無目的な行動があり，やめさせる必要がある

　　3：無目的な行動の結果，擦過傷などのけがをする
15.　不適切な行動
「以下に示すような，非常識もしくは適切でない行動がみられますか」
　　例：物を不適切な場所にしまったり隠したりする行動（例えば，衣類をくずかごに捨てる，オーブンに空
　　　　の皿を置く），体のみだらな露出などの性的行動
　　0：なし
　　1：あり
　　2：あり：やめさせる必要がある
　　3：あり：やめさせる必要があるが，そうすることで怒りや暴力がみられる

D．攻撃性
16.　暴言
「口汚い言葉を使ったり，人をののしられるようなことがありますか」
　　0：なし
　　1：あり（いつもは使わないような口汚い言葉遣いやののしり）
　　2：あり：怒りを伴う
　　3：あり：怒りが明らかに他人に向けられる
17.　威嚇や暴力
「人を脅したり，暴力を振るわれることがありますか」
　　0：なし
　　1：威嚇する身振りがある
　　2：暴力がある
　　3：激しく暴力を振るう
18.「怒った表情や態度，あるいは抵抗などがみられますか」
　　0：なし
　　1：あり
　　2：あり：感情的になっている
　　3：あり：感情と動作の両面に現れている

E．日内リズム障害
19.　睡眠・覚醒の障害
「夜間は熟睡されているようですか」
　　0：問題なし
　　1：夜間何度も覚醒する
　　2：夜間の睡眠が本来の50％〜75％に短縮
　　3：夜間の睡眠が本来の50％未満に短縮（日内リズムの完全な障害）

F．感情障害
20.　悲哀
「悲しそうな様子が見受けられますか」
　　0：なし
　　1：あり
　　2：あり：あきらかな感情的表出がみられる
　　3：あり：感情・身振りの両面に現れている（手を握りしめる動作など）
21.　抑うつ
「憂うつそうで，生きていても仕方ないなどとおっしゃることがありますか」
　　0：なし
　　1：あり：病的な深みはないが，時に死にたいなどと言う
　　2：あり：希死念慮など明らかな症状レベルである
　　3：あり：自殺の素振りを見せるなど感情・身振りの両面から明らかである

G．不安および恐怖
22.　間近な約束や予定に関する不安
「間近になった約束や予定について何度も尋ねられますか」

　　0：なし
　　1：あり
　　2：あり：ケアスタッフを困らせる
　　3：あり：ケアスタッフは耐え難い
23.　その他の不安
「その他に，不安を抱いておられる様子がありますか」
　　0：なし
　　1：あり
　　2：あり：ケアスタッフを困らせる
　　3：あり：ケアスタッフは耐え難い
24.　独りぼっちにされる恐怖
「独りぼっちにされることを異常に怖がられますか」
　　0：なし
　　1：あり：その恐怖を訴える
　　2：あり：ケアスタッフの対応が必要
　　3：あり：ケアスタッフは常に付き添う必要がある
25.　その他の恐怖
「その他に，なにか特定のものを異常に怖がられますか」
　　0：なし
　　1：あり
　　2：あり：ケアスタッフの対応が必要
　　3：あり：恐怖のあまり生じる行為をやめさせる必要がある

全般評価
「以上の症状は下記のどれに該当しますか」
　　0：ケアスタッフにまったく負担はなく，患者自身にも危険性はない
　　1：ケアスタッフへの負担と患者自身の危険性は軽度である
　　2：ケアスタッフへの負担と患者自身の危険性は中等度である
　　3：ケアスタッフへの負担は耐え難く，患者自身も非常に危険性が高い

注1）最近2週間程度の患者の精神状態について，ケアスタッフとの面接に基づいて評価する。
　　　重症度については「0：なし」から「3：重度」の4段階評価である。
注2）BEHAVE-AD-FW での頻度評価は，「1：一度のみ」「「2：数日ごと」「3：毎日」「4：1日複数回」の4段階
　　　である。
出所）日本認知症ケア学会編『認知症ケア標準テキスト改訂・認知症ケアの実際 I：総論』ワールドプランニング，2011
　　　年，pp.95-99より引用
　　　注）は，中村馨他『BPSDとは　Cognition and Dementia』Vol.9，No.2，メディカルレビュー社，2010年，p.8
　　　より引用

7）Neuropsychiatric Inventory（NPI）

　NPI（Neuropsychiatric Inventory）は，1994年，Cummings らが家族に聴取をし，10のドメインに分けて重症度と頻度を評価する評価尺度で，国際的に用いられている。日本語版は1997年，博野信次らによって標準化された。著作権のために実際の評価表を掲載することはできないが，妄想，幻覚，興奮，抑うつ症状，不安，多幸，無為，脱抑制，易刺激性，異常行動の10項目について主設問と下位の質問が設けられている。主質問により，当該精神症状の存在が疑われる際に，下位の質問を行い，重症度を0～3の4段階で，頻度を0～4の5段階で，一定の基準にしたがって判定し，点数が大きいほど障害の程度が大きいと判断でき，その後，睡眠と食行動に関する評価が加わり，12項目版 NPI，各ドメインのケアスタッフ負担の程度を評価

する項目を付け加えた NPI-Caregiver Distress Scale（NPI-D）（松本ら，2006），質問紙法である NPI-Brief Questionnaire Form（NPI-Q）（松本ら，2006），施設内の看護・介護職員を対象とした NPI in Nursing Home Version（NPI-NH）が繁信ら（2008）によって発表されている。「11. 睡眠異常」の２科目が追加され，「12. 食行動異常」の２項が追加される。NPI-NH では，「11. 夜間行動」と「12. 食欲と食行動の変化」の２項目が追加され，松本や繁信らによって，日本語版の信頼性と妥当性も検討されている。（中村ら，2010）。

　北村らは，BPSD-AS（BPSD-assessment scale）の試案を作成した，さまざまな職種が利用者の行動を直接観察して BPSD を適切に評価できる手段を確立することを目的として，8つの主項目とその下位項目からなる。通所・入所施設の対象者の初期評価やケアプラン会議での評価様式の開発と，介護職者が BPSD を観察・評価する視点の教育に有用とし，活用していくためのスケールである（北村ら，2010）。

　また，BPSD はケアする側に困難を生じさせることも明らかになっており，佐藤ら（2012）の調査では，王ら（2008）の32項目の BPSD を用いてケアの困難さを明らかにしており，「易怒・興奮」「拒薬・拒食・拒絶」「行動的攻撃（暴力）」「不潔行為」に対し困難性が高く，かつ関係性が強いことを示している。この「易怒・興奮」「拒薬・拒食・拒絶」「行動的攻撃（暴力）」「不潔行為」の症状を客観的に把握することで，ケアに対する困難な状況を把握する一助となる。小木曽らは困難に感じる4領域 BPSD として，表３－３－７を明らかにした。「1：困難でない」「2：あまり困難でない」「3：やや困難である」「4：困難である」の4段階で評価する。

表３－３－７　困難に感じる4領域 BPSD

1）困難に感じる「不潔行為」
便意や不快を訴えられず自己摘便する 夜間寝ている時間帯に便をいじる 便を壁に塗るなど不適切に処理する 便やパットなどを口の中に入れてしまう 便や尿で汚れていても衣服やオムツの交換を拒否する

2）困難に感じる「拒薬・拒食・拒絶」
口を開けることができず必要な水分や栄養が摂取できない 食べ物を前にしてもほとんど食べていないが，「お腹がいっぱいです」と言って食べない 口の中に食べ物を溜め込み，咀嚼・嚥下しない 食べ物だと理解できず食べようとしない 一度口に入れた食べ物を吐き出す

3）困難に感じる「易怒・興奮」
感情のコントロールができず誰に対しても，乱暴な行為がある 帰宅願望が強く施設から出ようとするなど興奮した行動がある 突発的な興奮は，何が原因か分からないことが多く，予測をもったケアができない 精神科の薬で効果がなく，興奮や怒りが治まらない 興奮状態で医療の必要性を納得できず，治療をすることが難しい

４）困難に感じる「行動的攻撃（暴力）」
周囲に危害が及ぶ程，誰に対してでも杖を振り回す
誰かれ構わずコップやお皿などの物を投げる
感情のコントロールができず，「くそばばあ」など相手に非が全くなくても一方的に暴言を吐いたり，暴力を振ったりする
急に顔つきが変わり，叩いたり殴ったりする
本人にとっては不快なケアを行った際に，急に咬みつく

８）せん妄評価尺度（DRS）

　せん妄評価尺度（DRS）は発症方式，知覚障害，幻覚，妄想，行動の変化，認知力，身体的原因，睡眠覚醒周期の障害，気分の不安定性，症状の変動の10項目から構成されている。症状が重症になるにつれて評価点が高くなる。総得点は32点であるが，20点以上であればせん妄を疑う。

　これらの評価スケールは臨床に携わる者の共通言語として有用であり，また薬効の観察に際しての客観的なデータとして欠かせない。しかし，評価スケールは，診断や経過を把握する上での道具であり，これらのスケールのみで状態像を決定するのではないことから，臨床場面ではあらゆる角度からの十分な観察が欠かせないことも念頭に置くべきである（今井ほか，2006）とわれわれに警鐘を鳴らした。また，BPSDへの対応は，１）BPSDを適切に評価し治療対象となる症候を明確にする，２）非薬物的介入を試みる，３）十分な説明を前提とした根拠に基づく薬物療法を選択する。さらに，BPSDの評価に当たっては，構造化された評価尺度を用いることが推奨される（橋本，2010）としている。その上で，BPSDの対応において，原因疾患に目を向けること，ケアスタッフにも目を向けること，ケアスタッフにも目を向けるとともに患者本人に目を向けること，すなわちBPSDはその人の心の表現であり，その意味をその人の立場で理解して対応する視点（person centered care）を持つことを常に心がけなければならない（橋本，2010）としている。

表３－３－８　せん妄評価尺度（Delirium Rating Scale：DRS）

項目１：発症方式	
０．変化なし	１．６か月以内の緩徐な発症
２．１か月程度の急性な変化	３．１～３日程度の急激な発症
項目２：知覚障害	
０．兆候なし	１．疎隔体験などの知覚の減弱
２．錯視などの視知覚障害	３．複合した知覚障害
項目３：幻覚の種類	
０．幻覚なし	１．幻聴のみ
２．幻視	３．幻触，幻臭，幻味
項目４：妄想	
０．妄想なし	１．体系化・固定化された妄想
２．新規の妄想	３．知覚障害に基づく妄想反応

項目5：行動の変化
　　0．変化なし　　　　　　　　　　　　　1．いつも違う
　　2．明らかな運動興奮　　　　　　　　　3．激しい運動や攻撃，または強い制止
項目6：認知力（注意，記憶，見当識など）
　　0．認知障害がない　　　　　　　　　　1．不安や痛みなどに基づく軽度の注意障害
　　2．一領域のみの障害　　　　　　　　　3．複数領域の障害
　　4．検査不能
項目7：身体的原因
　　0．認めない　　　　　　　　　　　　　1．疑わしい要因がある
　　2．明らかな要因がある
項目8：睡眠覚醒周期の障害
　　0．障害なし　　　　　　　　　　　　　1．日中傾眠と夜間睡眠の分断
　　2．明らかな傾眠と夜間不眠　　　　　　3．覚醒刺激に抵抗する傾眠
項目9：気分の不安定性
　　0．認めない　　　　　　　　　　　　　1．軽度の気分変調
　　2．明らかで急速な情動変化　　　　　　3．激しい爆発的な情動変化
項目10：症状の変動
　　0．日中にみられる症状は安定　　　　　1．夜間に悪化する
　　2．症状の変動は一定せず動揺
　　　　　　　　　　　　　　　　　　　　　　　　　　　合計　　　　／32点

出所）日本認知症ケア学会編『認知症ケア標準テキスト改訂・認知症ケアの実際Ⅰ：総論』ワールドプランニング，2011年，p.103より引用

＜引用・参考文献＞

朝田隆・本間昭・木村通宏ら「日本語版 BEHAVE-AD の信頼性について」『老年医学雑誌』10(7)，1999年，pp.825-834

安藤邑恵・小木曽加奈子編『ICF の視点に基づく高齢者ケアプロセス』学文社，2009年，p.80

伊藤正敏『認知症対策―認知症という病気を知る』ワールドプランニング，2007年，pp.53-80

今井幸充・長田久雄『認知症の ADL と BPSD 評価測度』ワールドプランニング，2012年，pp.37-40

今井幸充・城戸裕子「認知症の行動と［心理症状］BPSD の評価測度」『月間精神科』Vol.9，No.1，2006年，pp.16-24

小木曽加奈子『医療職と福祉職のためのリスクマネジメント』学文社，2010年，pp.125-127

小木曽加奈子，平澤泰子「認知症高齢者の BPSD に対するケアの指標の課題」，福祉図書文献研究，14，2015年，pp.33-42

北村葉子・今村徹他「認知症における行動心理学的症状（Behavioral and psychological symptoms of dementia: BPSD）の直接行動観察式評価用紙の開発：信頼性と妥当性の検討」『高次脳研究』第30巻第4号，2010年，pp.510-522

小林敏子ら『認知症の人の心理と対応』ワールドプランニング，2009年，p.161

佐藤八千子，小木曽加奈子「介護老人保健施設における認知症高齢者の BPSD に対するケアの困難性」，岐阜経済大学論集，46(1)，2012年，pp.79-89

繁信和恵・博野信次ら『日本語版 NPI-NH の妥当性と信頼性の検討』ワールドプランニング，2008年，pp.1463-1469

ジョセフ・J・ガロ，テリー・フルマーほか，井上正規監訳『医療・看護・福祉の現場に役立つ高齢者アセスメントマニュアル』メディカ出版，2006年，pp.92-96

高橋三郎「老年期痴呆の周辺症状：せん妄」『老年期認知症』7，1994年，pp.185-194

中村馨・葛西真理他「BPSD とは」『Cognition and Dementia』メディカルレビュー社，2010年，p.8

中村馨ら「BPSD とは」『Cognition and Dementia』Vol.1，No.2，2010年，pp.94-99

中村祐子編『最新介護福祉全書第10巻　認知症の理解と介護』メジカルフレンド社，2000年，p.36，pp.79-97

日本介護福祉士会『「生活の質」の向上に向けた認知症介護―認知症高齢者の生活の質を高め介護方法に関する調査研究―』平成20年度厚生労働省老人保健増進事業による研究報告書，2009年，pp.188-196

日本認知症学会編『認知症テキストブック』中外医学社，2009年，pp.133-134

日本認知症ケア学会『認知症ケア基本テキスト BPSD の理解と対応』ワールドプランニング，2011年，pp.33-66，64-74

日本認知症ケア学会『認知症ケア標準テキスト改訂・認知症ケアの実際1：総論』ワールドプランニング，2011年，pp.91-130

日本認知症ケア学会『認知症ケア標準テキスト改訂・認知症ケアの実際2：各論』ワールドプランニング，2011年，pp.99-164

日本老年精神医学会編『改訂・老年精神医学講座：各論』ワールドプランニング，2009年，pp.282-283，287-288

日本老年精神医学会編『改訂・老年精神医学講座：総論』ワールドプランニング，2009年，pp.60-69

橋本衛「BPSD の治療」『日本老年医学会雑誌』Vol.37，No.4，2010年，pp.294-297

長谷川和夫「認知症の人の行動・心理症状」介護福祉士養成講座編集委員会『新・介護福祉士養成講座12　認知症の理解』中央法規出版，2009年，pp.82-98

博野信次・森悦郎他「日本語版　Neuropsy chiatric Inuentory －痴呆精神症状評価法の有用性の検討」『脳と神経』49，1997年，pp.266-271

古田寿一・森川一恵ら「痴呆老人の睡眠・覚醒障害」『老年精神医学雑誌』5(9)，1994年，pp.1050-1057

本間昭「痴呆における精神症状と行動障害の特徴」『老年精神医学雑誌』9，1998年，pp.1019-1024

本間昭・朝田隆・新井平伊ほか「老年期痴呆の全般臨床評価法―変化に関する全体評価とサイコメトリックテスト―」『老年精神医学雑誌』10，1999年，pp.193-229

松本直美・池田学ら「日本語版 NPI-D と NPI-Q の妥当性と信頼の検討」『脳と神経』58，2006年，pp.785-790

溝口環・飯島節ら「DBD スケール（Dementia Behavior Disturbance Scale）による老年期痴呆患者らの行動異常評価に関する研究」『日本老年医学会雑誌』30(10)，1993年，pp.835-840

山寺亘「老年期痴呆性疾患に見る睡眠障害の特徴」『老年精神医学雑誌』10(4)，1994年，pp.425-430

第4章

認知症ケア

第1節　認知症ケアの実践

1．認知症ケアの捉え方

1）認知症ケアの理念

　1980年代，日本における認知症研究のリーダーである精神科医の室伏君士（2008）により，「理にかなったケア」が提唱された。「理にかなったケア」とは，「個別的な心（精神世界）を知り（narrative），その思い（感情），考え（思考）に沿った対応（働きかけや癒し）」である。つまり，高齢者の心の向きを知り，その老人の生き方を援助することがケアであり，そのことにより認知症高齢者が生き生きと人間らしく生きられる。また，「理にかなったケア」といっても，理が勝った（理知的にすぎて，温かみや潤いに欠ける）対応ではなく，情（心で感じる動き）でもわかる，理由—結果の筋が通り，それをわきまえた対処ということである。狭い科学的根拠に基づくというより，きわめて「人間的な理解に根ざしたかかわりあい方」である。

　一方，認知症ケアの理念として，イギリスのブラッドフォード大学の心理学者，トム・キッドウッド（Tom Kitwood　1937-1998）は「パーソン・センタード・ケア（person-centred care）」を提唱した。詳細は2項で述べるが，「認知症のケアを実践する際に，疾病や症状を対象にするのではなく，生活する主体である対象者個々人を中心に考えていかなくてはならない」としている。つまり，認知症と共に生きる対象者一人ひとりの「その人らしさ」をどのように支えていくのかという，全人的ケアの観点が要求される。

　認知症になっても「その人らしさ」を維持するには，性格，生活史，身体条件（健康状態），脳の損傷，社会意識の5つの要素が絡み合ってくる。従来，認知症のケアは「衰えた人は気の毒である」「高齢者は社会のために貢献してきた人なので，大切に扱うべきである」という「心情的なケア」であった。さらに認知症高齢者の徘徊や暴力行為などは「問題行動」としてその行動への対処が先決になり，その場しのぎの「対応型のケア」をしてきた。そのため，高齢者の尊厳を無視し，身体拘束や虐待等の不適切なケアも行われていた。つまり，認知症ケアでは，BPSD（認知症の行動・心理症状）にどのように対応していったらいいのかを考えがちであった。BPSDや認知障害のある人の不安や不快，苦痛から自分自身を守り，そのような状況から脱出するための言動だとすれば，できる限り困惑しないように，環境を整え，心理状態をしっかり受け止め支えることが大切である。認知症ケアを一言で言えば，本人と向き合って，

認知症の人の心を理解することをいう。つまり，認知症ケアの理念はその人の尊厳と利用者本位の暮らしの継続を支援することである。

　クリスティーン・ボーデン（2003）は，『私は誰になっていくの』の中で，アルツハイマー病と勧告された時のショックやまわりの人が急速に離れていくための孤立感，どんなに頑張って努めても物事や言葉は意識から消えていく，ざるのような頭からどんどん漏らしていくなどの空白感などを書いている。NHKのテレビに出演した時，自らのケアについて「ゆっくりとスピードを落として，目を見つめて話してください。私たちの思っていることを理解してケアの環境を変えてください」と希望していた。夫のポールが，ケア・ギバーではなくケア・パートナーとして，与えるのではなく共に生活して介護すると述べていたのが印象的である。長谷川（2011）は共に暮らしていくパートナーに身を置いたときに，そして気心の知れた友人になったときにこそ，彼らの声を聴くことができるという。まさに，認知症ケアはその人らしさ（Personhood），その人のもつ中核的なものに触れながら，状態の変化に対応し，真のメッセージを読み取りながら，その人の暮らしと生きることを支えていくことを示している。

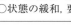

適切な支援

これまでの認知症ケア
〔問題対処・あきらめのケア〕

1．家族や一部のケア職員が抱え込んでバラバラ
　→成果があがらない・ダメージの増幅
2．問題に対処するのがケア
　　周りがしてあげるという介護
3．問題は認知症のせい，しかたない
4．認知症になると本人は何もわからない，できない
5．本人はわからないから環境は最低でいい
6．危険だから外には出さない
7．とりあえずその場しのぎを

これからの認知症ケア
〔可能性・人間性指向のケア〕

1．家族や地域の人々，多様な専門職がチームで，一つになって（方針・方法）
2．認知症の人でも当然利用者本位
　　本人が自分らしく生きる支援
3．問題の多くは「作られた障害」緩和や増悪防止策あり
4．認知症の人でも感情や心身の力は残っている
5．環境の力で安心と力の発揮を。なじみの環境づくりが鍵
6．慣れ親しんだ地域や自然のなかで
7．初期から最期まで関係者で継続ケアを

●本人は不安・ストレス・無為の日々
●状態の増悪・要介護度の悪化

○本人は安心・楽しい・生き生き
○状態の緩和，要介護度の改善・維持

介護負担，コストの増大

介護負担，コストの最小化

出所）認知症介護研究・研修東京センターほか『三訂　認知症の人のためのケアマネジメント　センター方式の使い方・活かし方』2011年，p.17を一部改変

図4－1－1　これまでの認知症ケアからこれからの認知症ケア

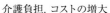

　ケアの現場では「寄り添うケア」といわれている。認知症の人の想いに寄り添い，一人ひとりの心に想いを寄せながらケアを進めていくことである。そこでは，利用者に対してケアスタッ

フの想いを押しつけず，相手の想いに寄り添うエンパシー（感情移入）をもった心で，相手の心と通い合う相互関係が成り立つのである。図4－1－1にてその構造を示す。

2）ケアの原則

　小林（2001）は，認知症の人ができる限り自らの意思に基づき，自立した質の高い生活が送れるよう支援していくことが望まれるとして，その人らしい生活の支援とその人にみられる不自由を埋めるような支援を心がけることが大切だとして，以下のケアの原則を示している。

① 高齢者の主体性の尊重，自己決定の尊重

② 高齢者の生活の継続性の保持

③ 自由と安全の保障

④ 権利侵害の排除

⑤ 社会的交流とプライバシーの尊重

⑥ 個別的対応

⑦ 環境の急激な変化の忌避

⑧ その人のもっている能力に注目し，生きる意欲，希望の再発見を可能にするような自立
　支援

⑨ 人としての尊厳性の保持

⑩ 身体的に良好な状態の維持と合併症の防止

　以上の原則を踏まえ，認知症の人のケアにあたって，状態を多面的に評価することやおかれている状況を的確に把握すること，ニーズを見極めること，介護負担を軽減することなどが，ケアの質を向上させるために重要だとしている。そのためには，ケアの在り方に関してはその人を中心として，チームケアに取り組むことである。家族，他の支援者とともに，コミュニケーションを深め，医療・福祉の社会資源を有効に活用しながらより豊かなケアを展開していくことが望まれる。

2．パーソン・センタード・ケア

1）パーソン・センタード・ケアの考え方

　パーソン・センタード・ケアは，認知症ケアに関してこれまでの「医学モデル」に基づいた認知症の見方を再検討し，認知症の人の立場に立った「その人らしさ：personhood」とそこにおける「関係性：relationship」を尊重するケアの実践を理論的に明らかにしたものである。イギリスのトム・キッドウッドによって提唱された。

　パーソン・センタード・ケアの理念・理論が生まれた背景は，1980年代に入り，認知症高齢者にも周囲の状況に反応する能力があることが指摘され，周囲の環境を豊かにすることが重要であると認識されるようになった。パーソン・センタード・ケアの基本的な考え方（概念）は

「その人らしさ」と「よりよく生きる：Well-being」である。「その人らしさ」とは，トム・キッドウッドによれば，認知能力（記憶力・理解力・見当識・判断力）に重きを置きすぎている現代社会であるが，それ以外の情動・行動様式・周囲とのつながり・愛着・個別性などが含まれていると考えられている。「その人らしさ」が尊重され，保たれている状態を「よりよく生きる：Well-being」と呼び，その反対を ill-being と呼ぶ。

　パーソン・センタード・ケアの基本的な目的は，人間に焦点をあて，「その人の立場に立ったケア」で「その人らしさ」の追求である。ことに認知症の「人」を完全な人間として理解し，「認知症」の人から認知症の「人」へ意識を変換させ，重度の認知障害があっても我一汝タイプの出会いや関係を作ることが可能であるとする。すなわち認知症という脳の病気にのみ焦点を当てるのではなく，認知症という病気のため知的能力の低下に直面している人との関係性に注目し，病気の部分に目をうばわれないで，その人の人間性を考えるということである。

２）パーソン・センタード・ケアを実践するための DCM（Dementia care mapping）法

　(1) 認知症の人の考え方

　認知症は 5 つの要素が影響しあって，その人の認知症の状態を構成している。

　5 つの要素とは，① 脳の変化，② その人の性格傾向，行動パターン，③ 今までの生活歴，最近経験した人生の転機となる出来事，④ 健康状態と感覚機能（視力低下・難聴），⑤ その人を取り囲む社会心理（人間関係のパターン，人との関わり）である。また，認知症をもつ人の心理的ニーズとしては，以下の図に示したように，愛を中心として，「くつろぎ」「自分らしさ」「結びつき」「たずさわること」「共にあること」の 5 つから成る。

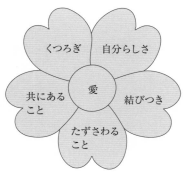

出所）NPO 法人 Japan Society for Person-Centred Dementia care より引用
　　　http://square.umin.ac.jp/pcc/html/whtpcc.html

図 4 − 1 − 2　認知症を持つ人の心理的ニーズ

　これまでの認知症ケアにおける医学モデルや業務中心ケアの考え方から，その人らしさや個性を尊重するパーソン・センタード・ケアを実践するためのツールとしてトム・キッドウッドは，DCM（Dementia care mapping）法を開発した。このツールの目的・意義は，単なるアセ

スメント表ではなく，観察された情報を基に現場のスタッフと話し合い，いかにケアを改善するかに関心があり，ケアの悪いところばかりを指摘するためのものではなく，良い点，改善点を示すことにある。この他に介護職員の研修，ケアプランの作成，監査，研究ツールなどに応用され，認知症ケアの質の向上を目指す目的で開発されている。

(2) DCM（ディメンティア・ケア・マッピング）法

　DCM の観察は，通常，6 時間以上連続して，5 分間ごとに認知症の人を観察し，良い状態（Well-being）から良くない状態（ill-being）までのどの段階にあたるかを 6 段階（WIB 値）で評価，アセスメントする。その行動が24の行動カテゴリー・コード（BCC）のどれに分類されるか，これを表にしたものをマップ（地図）と呼ぶ。このマップを見ることによりその人がどのようなケアを受けていてどのような状態にあるかを概観することができる。

DCM 法の記録で用いられるコード

　WIB 値（Value of Well-being ill-being）

表 4 － 1 － 1　良い状態（Well-being）と良くない状態（ill-being）の評価基準

+ 5　例外的に良い状態：これよりも良い状態は存在しない。積極的なかかわり，社会性がとくに高いレベルである。
+ 3　良い状態を示す兆候が相当存在する。例えば，積極的なかかわりや社交性があり，周囲に対して自分からかかわりを持つ。
+ 1　現在の状態に適応している。他者との何らかの交流がある。良くない状態を示す徴候は認められない。
− 1　軽度の良くない状態が観察される。例えば落ち着きのなさ，欲求不満が認められる。
− 3　かなり良くない状態。例えば悲嘆，恐怖／持続性の怒り，状態が悪化して引きこもる。
− 5　無関心，引きこもり，怒り，悲嘆／絶望感等が最も悪化した状態に至る。

表 4 － 1 － 2　行動カテゴリー・コード（ＢＣＣ）／Ａ～Ｚまでの24カテゴリー

A　Articulation　言語的，非言語的な周囲との交流
B　Borderline　周囲への関心はあるが，受身であること
C　Cool　周囲に関心を持たず，自分の世界に閉じこもっていること
D　Distress　苦痛が放置されている状態
E　Expression　表現活動あるいは創造的活動に参加すること
F　Food　飲食
G　Games　ゲームに参加すること
H　Handcraft　手芸または手工芸を行うこと
I　Intellectual　知的能力をともなう活動
J　Joints　エクササイズ，身体運動に参加すること
K　Kum and go　介助なしで歩行，立位，車椅子で動くこと
L　Labour　仕事あるいは仕事に類似した活動
M　Media　メディアとの関わりあい
N　Nod, land of　睡眠，居眠り

O　Own care　自分の身の回りのことをすること
P　Physical care　身体的なケアを受けること
R　Religion　信仰・信心
S　Sex　性的表現と関係する行動
T　Timalation　感覚を用いた関わり
U　Unresponded to　一方的なコミュニケーションであり，相手からの反応がない場合
W　Withstanding　自己刺激の反応
X　EX-cretion　排せつと関係する事柄
Y　Yourself　独語または想像上の相手と会話
Z　Zero option　上記のカテゴリーに分類されない行動

表4－1－3　PD（Personal Detraction Coding）　個人の価値を低める行為のコード

1. 騙したり，欺くこと
2. 能力を使わせないこと
3. 子ども扱いをすること
4. 怖がらせること
5. 区別すること
6. 差別すること
7. 急がせること
8. わかろうとしないこと
9. のけ者にすること
10. 人扱いしないこと
11. 無視すること
12. 強制すること
13. 後回しにすること
14. 非難すること
15. 中断すること
16. あざけること
17. 侮辱すること

各項目においてその程度を4段階（a〜d）で評価する。

表4－1－4　PE（Positive Event Recording）　よい出来事の記録

よいケアが行われていたことを示す出来事に関する記録
例：あきらかにその日，はじめて参加者のニーズが満たされた。
　　参加者が持っているスキルが引き出されている。
　　ケアワーカーが非常にすぐれたスキルあるいは能力を示している。

(3) DCM の理念を生かした実践的手法

　DCM は学際的であり，Mapper（認知症ケアマッピングの研修を受けて，認知症ケアマッピング法の使用を許可された記録者）は一定の教育・訓練を必要とし，実践を理論化している点は評価できる。しかし，認知症ケアを実施している看護・介護の現場には，訓練を受けた Mapper は少ない。

　ケアに携わる人々は，認知症を持った人々の立場に立って「その人らしさ」を活かそうと

日々試行錯誤している。忙しい日々の業務の中では，DCMを日々の業務の中で実施するのは現実的に困難である。そこでパーソン・センタード・ケアの理念・精神を尊重し，臨床的に無理なくできる方法についての試案を提示したい。名づけて「その人らしさ発見カード」とする。

　カード記入に当たっては，ポジティブシンキングの姿勢が望ましい。カード記入のタイミングは「おや？」と気づいたとき，場面，場所に出会ったら気軽に記述できるとよい。

　記入する文具は，貼ったり剥がしたりが自由な付せんのような文具が便利である。

＜具体的な検討に当たって＞

・ケア提供者から，一人の対象者について，期間をきめてこのカードを記入してもらう。

・複数枚，集まったところでスタッフ間の検討会を開く。ケースカンファレンスの資料としてカードを活用する。

・カンファレンスのテーマは「その人らしさ」を見つけ共有するところにある。

・この複数枚のカードを類似的なもの，同質的なものを集め，認知症を持った対象者のその人らしさは何かを日頃の行動や過去の経歴，生活歴からディスカッションしながら分析し，DCMの行動カテゴリー・コードと照らし合わせて検討する。

・これらの活動の積み重ねによって，これまでのケアの見直しばかりでなく，新しい気づきや発見がある。それを日々のケアプランに反映することによって認知症を持つ対象者のケアは，改善の方向にベクトルが動く。

・検討した内容は記録に残し，対象者の変化をケアの評価・実績とし，ケースレポートとして貴重な記録となる。

```
　　　　　　　　その人らしさ発見カード

　　日時　　　　年　　　月　　　日　　　時間

　　対象者イニシャル

　　その人らしさ発見の場面・状況


　　「その人らしさ」と気づいた内容・表情・反応




　　　　　　　　　記述者名
```

この「その人らしさ発見カード」は，訓練を重ねなくても，認知症のケアに精通していなくても，ケア提供者が日々のケアの中から気づいたことを記述することにあり，さほど困難なこ

85

とではないと考える。日々の看護・介護記録の一部とすれば可能と考える。カードにすることで，同類，類似の内容のカードを集め，検討しやすいことが利点となる。カードに書く内容は，多少面倒でも1枚に一つの内容にすると検討のときに扱いやすい。

　可能であれば認知症ケアに精通したスーパーバイザーからアドバイスがあるのが望ましいが，このカードを分類し，その意味・内容をその人の背景なども考えながら総合的に検討することは，認知症をもつ人の「その人らしさ」を明確にすることにつながり，ケアの質の向上とともにケア提供者間の成長に寄与できると考える。

3．認知症のセンター方式
1）認知症のセンター方式の視点

　認知症のセンター方式は，正式には「認知症の人のためのケアマネジメントセンター方式」という。2000（平成12）年厚生労働省は「認知症介護研究・研修センター」を全国3カ所（東京都杉並区・愛知県大府市・宮城県仙台市）に設置し，そこを中心にして研究者や現場のプロたちと共同で認知症のセンター方式が開発され，ケアマネジメントシートパック（以下センター方式シートという）が作成された。センター方式シートは，認知症の人の尊厳と利用者本位の暮らしの継続を支援するために，ケア現場で活かしていくための共通シートである。

　認知症の人を理解し，生活支援を行うためのアセスメント手法として，ケアの現場で最近使用されることが多くなってきており，認知症ケアの実績をあげている報告書が増えてきた（鈴木，2009）。その半面，認知症ケアの現場では，「そもそもセンター方式とはなに？」「シートの活用で混乱のある人への対応が見えてくる？」「書くことが多くて大変」「活かし方がわからない」などの声がある。

　このセンター方式シートは，以下の「共通の5つの視点」を掲げている。これらの視点の積み重ねが，高齢者ケア全体の目標である。

表4－1－5　共通の5つの視点

1．「その人らしいあり方」
2．「その人の安心・快」
3．「暮らしのなかでの心身の力の発揮」
4．「その人にとっての安全・健やかさ」
5．「なじみの暮らしの継続（環境・関係・生活）」

　ケアスタッフは，1．「尊厳」，2．「安心」，3．「リハビリテーション・自立」，4．「予防・健康づくり」，5．「継続・地域包括」に繋がり，「いつでもどこでも尊厳ある生の実現」の視点を認識しケアを行うことにより，認知症がある人の生活の質の向上を図ることが望まれる。

２）センター方式シートの構成

　その人らしさを大切にするケアを導くために，センター方式シートの構成は全体でAからEの５つの領域からなり，Aシートは基本情報として４枚のシート，Bシートは暮らしの情報として４枚のシート，Cシートは心身の情報として２枚のシート，Dシートは焦点情報として５枚のシートである。AからDの各シートの内容は，Eシートの「24時間まとめシート」に集約され，Eシートに記入された内容がケアプランに導入される。Eシートでは，対象者本人を"私"としての目線で記述することとしている。それは私の願いや支援して欲しいこと（よりよく暮らす課題），私の注目して欲しい行動・状態，原因・背景，私がよりよく暮らせるためのケアとアイデアの工夫など，本人にとっての優先課題とケアの具体的内容が明らかになる。全シートのコアを見ると，

　A－4シート「私の支援マップシート」のねらい：私らしく暮らせるように支えてくれているなじみの人や物，動物，なじみの場所などを把握して，よりよく暮らせるよう支援してください。

　B－2シート「私の生活史シート」のねらい：私はこんな暮らしをしてきました。暮らしの歴史の中から，私が安心して生き生きと暮らす手がかりを見つけてください。

　B－3シート「私の暮らし方シート」のねらい：私なりに築いてきたなじみの暮らし方があります。なじみの暮らしを継続できるように支援してください。

　C－1と2シート「私の姿と気持ちシート」のねらい：私の今の気持ちを書いてください。

　D－1シート「私ができること・私ができないことシート」のねらい：私ができそうなことを見つけて，機会を作って力を引き出してください。できる可能性があることは，私ができるように支援してください。もうできなくなったことは，無理をさせたり放置せずに，代行したり，安全・健康のための管理をしっかり行ってください。

　D－2シート「私がわかること・私がわからないことシート」のねらい：私がわかる可能性があることを見つけて機会を作り，力を引き出してください。私がわかる可能性があることを見つけて支援してください。もうわからなくなったことは放置しないで，代行したり，安全や健康のために管理をしっかり行ってください。

　D－4シート「24時間生活変化シート」のねらい：私の今日の気分の変化です。24時間の変化に何が影響を与えていたのかを把握して，予防的に関わるタイミングや内容を見つけてください。

　Eシート「24時間アセスメントまとめシート」のねらい：今の私の暮らしの中で課題になっていることを整理して，私らしく暮らしていけるための工夫を考えてください。

　このシートパックでは，どこに焦点となる課題があるかの工夫がなされている。

　図４－１－３は，本間ら（2004）のセンター方式認知症高齢者用ケアマネジメントシート

パック（センター方式シート）の構成である。今ある情報を大切にし，認知症の人としっかり向き合い，その話を傾聴し，家族や・友人や関係者から情報を参考にしてアセスメントをすることで，専門職として本人の視点に立った利用者本位のケアプランを作ることができる。さらに，チームで実践しモニタリングしながら，いつでも，どこでも，その人らしく暮らし続けるための支援ができるように活用していくことができる。

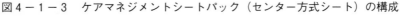
図4－1－3　ケアマネジメントシートパック（センター方式シート）の構成

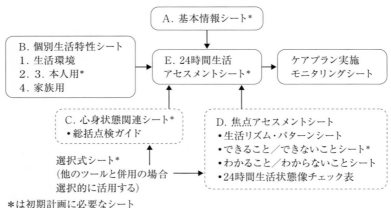

出所）本間昭ら「センター方式03版痴呆性高齢者用ケアマネジメントシートパック；1人ひとりの尊厳を支える継続的ケアに向けて」『老年精神医学雑誌』15(1)：2004年，pp.76-100

　センター方式シートの具体的な利用方法としては，
① アセスメントとケアプランの展開ツールとして活用
認知症のごく初期の段階からターミナルまで，すべてのステージで活用できる。
② 日常の情報集約ツールとして活用
ケア関係者がシートを手元において，新たに把握した情報を追記できる。
③ 他事務所への情報配信として活用
新たに把握した重要情報について，他の事業所チームメンバーへ配信できる。
④ 事業者と家族との情報交換のためのツールとして活用
⑤ 事業者と本人・家族とのコミュニケーションおよび見落とされやすい力や希望を引き出すためのツールとして活用
⑥ 新しい認知症ケアの視点と具体策を学ぶ教育ツールとして活用
　センター方式のシートは，複数で関わることやコアになるシートを選択することができる。つまり，現在知っていること・把握している情報など使えるシートを1枚からはじめることができる。さらに，利用者が在宅から施設へ，反対に施設から在宅，施設から施設へ移動する時も，本人・家族・職員間で効率的に用いられ，モニタリングや再アセスメントなど，利用者の状態への対応がすぐに多面的にできるというメリットがある。

4．ユマニチュード

　フランスのイヴ・ジネストとロゼット・マレスコッティという 2 人の体育学の専門家が，認知症ケアの新しい技法としてユマニチュードをつくりだした。「ユマニチュード」とは，フランス語の造語で「人間らしさを取り戻す」という意味も含んでいる（本田，2016）。当初は，認知症の人や高齢者のための技法とされていたが，最近ではケアを必要とするすべての人に向けたコミュニケーションの哲学であり，その哲学を実現させるための技法とされている。「見る」，「話す」，「触れる」，「立つ」という人間のもつ特性に働きかけることによって，ケアを受ける前に「自分が人間である」という事を思い出してもらう。もちろん「あなたは人間ですよ」と言うのではなく，上記に挙げた 4 つの人間の持つ特性に働きかけることで行動科学的コミュニケーションを通して相手に伝えていく。ユマニチュードでは【4 つの柱】と名付け，すべてのケアをこの【4 つの柱】を意識的に取り入れてコミュニケーションを行うことを大前提としている。

　ユマニチュードを用いてケアを実践するうえで，大切なことは「相手とよい関係を結ぶこと」そして「その方のもてる力を奪わない」である。ただ単に，相手とよい関係を結びたい，あなたのことを大切に思っています，と心の中で思っているだけでは相手に受け取ってもらうことはできないので，その思いを相手が理解できる形で表現し，受け取ってもらえる『優しさを伝える技術』が必要である。この技術に必要となるのが【4 つの柱】であり，大切な人を前にしたときに無意識に行っていること，例えば近い距離で見つめ合ったり，素敵な言葉をささやきあったり，しっかり触れ合ったり，を意識的に行う事を技術として実践する必要がある。最初は気恥ずかしくても，思い切ってやってみる。「これは相手とよい関係を結ぶための技術なのだ」と自分自身に言い聞かせ，実践してみて，対象からこれまでにはみられないよい反応が返ってきたのであれば，相手とよい関係が築けた証拠と判断してよい。

　ユマニチュードでは，ケアの目的を「相手とよい関係を結ぶこと」と定めている。そのためケアを実践する場においても，コミュニケーションと同様に実践する。具体的には【ケアの 5 つのステップ】と呼び，この手順を踏むとよいと提案している。その内容は，大切な友人宅を訪問する時と同じように，ステップ 1 ：出会いの準備［来訪を告げる，覚醒水準をあげる］では，3 回ノックして，3 秒待つ。返事がなければ再びノックをして 3 秒待つ。『待つこと』も大事な技術であり，物事の理解や判断に時間がかかる対象であればなおさらとしている。次のステップ 2 ：ケアの準備［相手とのよい関係を築く］では，顔の向いている方から近づき，業務をしに来た場合であっても最初からケアの話はせず，「あなたに会いたくて来たのだ，あなたに会えて嬉しい」と言う気持ちを伝える。この時にユマニチュードのコミュニケーションの基本である「見る」「話す」「触れる」技術を存分に使い，相手との関係を築く。この時に「よい関係を築けた」と判断し，ケアへの提案をして同意が得られなかったら，『諦める力』も重

要な技術である。次のステップ3：知覚の連結［実際のケア］では，ケアの同意を得られたら速やかに行えるように準備を整えて訪室することが大切である。また「あなたのことを大切に思っています」と伝え続ける態度を「見る」「話す」「触れる」ことで相手に伝える必要がある。大切に思っている人の手首を上からつかんでしまう，などの態度をとってしまうと，自分が発している言葉と触れている態度に矛盾が生じてしまうようではいけない，どのケアを行う時も「あなたのことを大切に思っている」メッセージを伝え続ける必要がある。次のステップ4：感情の固定［ともに過ごした良い時間をふり返る］では，ケアが終わってすぐに立ち去るのではなく，「一緒に過ごして楽しかったね」と互いに良い時間を過ごしたことを確認するステップである。そのため，心地よく，よいのものであった，と良い記憶として感情記憶に残す。肯定的に受け取ってもらえること，それが次回のケアを成功させるための伏線になることが多いとしている。感情の固定に必要な時間は40秒程度で十分であり，友人宅に招かれたとき，食後のお茶を飲んでいる時間と位置付けることができる。最後のステップ5：再開の約束［次のケアへつなぐ］では，誰かと良い時間を過ごした後には「また会いたいな」と人は思うものであり，「また，○時に来ますね」と具体的に話したり，次に訪れる予定をカレンダーやノートに書いて部屋に残しておいたりすることも次のケアを行いやすくする技術である。

　このように，ユマニチュードは言葉によるコミュニケーションが難しい人との間にも，ケアを通じて絆を結ぶことを可能にする。しかし，技術だけを学んでもうまくいかず，どの技術をどのように選び，どのように組み合わせるかを決める時に「この人はどのような思いをもっているのだろう」「ここで大切な事は何だろう」「何を優先しようか」と考えるよりどころとなるのがケアの哲学である。「哲学」を学び，「技術」を身につけて，ケアを受けている方とのよい関係を結び「優しさを届ける」ことがユマニチュードの目的であるがゆえに，ユマニチュードは，あらゆるポジティブな関係を築く上での技術的な解決や哲学的な解明をもたらす。その実践によって看護師や介護士に攻撃的であると称された患者がケアを受け入れる様になったり，言葉を発することがなくなった認知症高齢者が再び話すようになったり，寝たきりだった人が再び立てるようになることがある。その劇的な変化はときに「魔法のよう」「奇跡」と言われたりするが，決して魔法や奇跡ではなく，相手を認めることがユマニチュードのケアであり，また相手から認められることで，ケアをする側，ケアを受ける側ではなく，双方にとっての贈り物であることをユマニチュードの実践を通して伝えてくれるのである。

第2節　人的環境からのケア

1．コミュニケーション

　人は生まれてから今日まで，人とのかかわりの中で生きている。コミュニケーションを通して，他者に自分の考えや思いを伝え，相手の思いを受け止めながら生活している。笑ったり，喜んだり，怒ったり，悲しんだりしながら共に生きているのである。コミュニケーションのない世界で，人は生きていくことはできない。コミュニケーションに関する障害があっても，点字や手話や文字盤を使ったり，身体の一部をわずかに動かすだけで文字をパソコンに入力して自分の気持ちを言葉にできたりする支援機器を使用して，コミュニケーションを図ることができる。

　コミュニケーションの実際は，言語を使用して行う言語的（バーバル）コミュニケーションと言語以外のもので表現する非言語的（ノンバーバル）コミュニケーションがあるが，非言語的コミュニケーションはコミュニケーション全体の7〜8割を占めるといわれている。

　非言語的コミュニケーションである声のトーンや話のスピード，抑揚，そして目の動き，表情，動作，位置，距離，髪，服装などあらゆるもののそれ自体が大きな表現力を持っている。それは，子どもであれ，大人であれ，たとえ認知度が低下した高齢者であったとしても，相手を理解しわかり合おうとする表現方法に変わりはない。

1）認知症高齢者のコミュニケーション能力

　認知症高齢者は，その原因疾患が異なるにせよ，また人によって程度の差はあるものの，記銘力，記憶力，見当識，思考力，判断力など，さまざまな能力が低下していく。記憶力や見当識が低下してくるにつれて，判断力も一般的な程度を下回り低下する。

　今までわかっていたこと，できていたことができなくなる。自分がしたことを忘れてしまう，自分がなぜここにいるのか，何をどうすれば良いのかわからなくなり，不安な日々を過ごすことになる。認知症高齢者は，その漠然とした不安感や気持ちの沈みを非言語的コミュニケーションで表現することが多い。徘徊もその一つの現象と言えよう。

　記銘力，記憶力などの低下による情報収集の困難さ，記憶や見当識の障害による語彙量の減少や流暢性の低下，語彙や語彙の意味の理解力の減少などによる思考力，判断力の低下などにより，他者とのコミュニケーションが困難になってくる。

　コミュニケーションは，送り手のメッセージを受け手がしっかり受け，受け手が解読し，新たなメッセージとして送り手に返して初めてその機能が成立するが，話す事だけ，聞く事だけの一方向なものとなると成立が難しくなってくる。

　そのため，認知症高齢者とのコミュニケーションには，認知症高齢者が発する言葉を否定す

91

ることなく，そのままを受け止めることが大切である。傾聴し，共感し，十分にあなたを受け止めていますという姿勢を表現することによって，認知症高齢者は安心感を得る。認知症高齢者と時間と空間を共有することこそコミュニケーションの大きな要素と言える。環境のわずかな変化や不穏な空気でさえも，コミュニケーションを行う上で障害になるなど密接に関係しているため，環境への配慮も大切である。

　認知症高齢者には，さまざまな人的環境からの要素を敏感に察知し，お互いの感情を伝え合おうとする機能は残されている。したがって，効果的なコミュニケーションには，認知症の程度におけるコミュニケーション能力や進行状態を知ることが重要となる。

表 4 － 2 － 1　認知症高齢者のコミュニケーション能力

程度	状　態
軽度	記憶や見当識の部分的な低下により，見たり聞いたりしたことの説明を間違え，起こったばかりのことを忘れてしまう。物や人物の名称の想起が困難になる。話の中に繰り返しが多くなる。比較的コミュニケーション能力は保持されているが，一貫性やまとまりがなくなり，対話をしていくうえで支持的な支援が必要になる。
中度	見たり聞いたりしたことの誤解が多くなり，受け止められなくなる。最近起きたことの記憶がますます減退する。語彙の減少により，使い慣れた言葉以外は使用が困難になる。長い文章は理解が困難になる。話し方の流暢性が失われる。言語的コミュニケーション能力が低下する。
重度	見たり聞いたりしたことを全く理解できなくなる。最近起こったことの記憶がほとんどなくなる。理解力が低下し，他の人が言っていることが理解できなくなる。視線を合わせることも困難になる。発語が難しくなり，言語的コミュニケーション能力は著しく低下する。

出所）野村豊子『認知症ケアの基礎知識』ワールドプランニング，2008年を参考に作成

表 4 － 2 － 2　認知症高齢者のコミュニケーション留意点

程度	留意点
軽度	分かりやすくかつ直接的な言葉の使い回しをする。相手のペースに合わせて話す。思い出せないことがあるときには，別の言葉を使って話してみたり，他の情報を提供したりする。確認や説明が必要となる。時間や場所などについて知らせるときは，反復して言ってもらう。重要なことはもう一度繰り返す。
中度	長い文章は理解が困難になるため，短文や単語（4～6語）などで表現方法を工夫する。文章や単語が理解できない様子のときは，分かりやすい言葉で言い換える。言語的コミュニケーション能力が低下するため，非言語的コミュニケーション能力を活用する。
重度	話すときには必ず視線を合わせるようにする。表情や口の動きなど視覚的な刺激を受けることができるようにする。ゆっくり，時間をかけて，できるだけはっきり発音する。非言語的メッセージを見逃さないようにする。タクティールケアやタッチングなど非言語的コミュニケーションで対応する。

出所）野村豊子『認知症ケアの基礎知識』ワールドプランニング，2008年を参考に作成

2）コミュニケーションの基本

　コミュニケーションには，単に意思伝達や情報収集の手段としてではなく，話し手と聞き手が相互に理解し合い信頼関係を築く機能もある。コミュニケーション自体が，話し手と聞き手

双方のエンパワメントに繋がるのである。

　つまり，コミュニケーションにおいて，話し手も聞き手も同じように，さまざまな側面（身体的・精神的・社会的など）での潜在能力や意欲をもっている。話し手は，よき聴き手を得ることで，自由に自分の考えや思いを伝えることができる。自分の言葉で話し，発する言葉を自分の耳で聞き，脳に伝達され思考し，自分の可能性を確認することによって自己決定することができ，話し手のエンパワメントに繋がるのである。聞き手は，相手の話を単に聞くだけでなく，相手の話に十分に心を傾けて聴き，自分の価値観を押しつけず，ありのままを受容し，共感する。そして，聞き手もまた，話し手の話の中から，自分の価値観を知ることができる。さらに，話し手のエンパワメントを感じることで，充実感や満足感を得ることができ，聞き手自身のエンパワメントに繋がるのである。

【コミュニケーションの基本姿勢：バイスティックの7原則】

　バイスティックの7原則は，相談や面接の際の有効な技法であり，コミュニケーションにおける基本的な姿勢である。

① 個別化：相手を一人の個人として認識し理解する

② 意図的な感情表現：相手の否定的な感情も含めて自由に表現できるよう意図的にかかわる

③ 統制された情緒関与：自らの感情を自覚した上で，相手の表出した感情を受容的，共感的に受け止める

④ 受容：現実のありのままの相手の姿を受け止めて接する

⑤ 非審判的態度：相手を一方的に非難したり問い詰めたりして，審判的な態度で接してはならない

⑥ 自己決定：相手が自己決定することを尊重する

⑦ 秘密保持：相手の秘密を保持し，他者に漏らさない

【コミュニケーションの基本動作：SOLER】

　イーガンは，話し手が相手にごく自然に考えや思いを伝えることができる身体的動作を示し，英語の頭文字を取って「SOLER」と名づけた。これもコミュニケーションにおける基本な動作である。

表4－2－3　コミュニケーションの基本動作　SOLER

Squarely	相手とまっすぐ向かい合う	真正面に位置するのではなく，少し斜めの方が威圧的でない。お互いの手を前に出したときに両者の手が重なるくらいの距離が望ましい。相手の細やかな変化が把握できる。
Open	開いた姿勢	話をする時に腕を組んだり，何気なく足を組んでしまうことがあるが，意識して姿勢を正すことが必要である。開いた姿勢は相手に関心があることを伝えている。
Lean	相手に身体を	相手の話を聴く時に，ソファーの背にもたれかかったりせず，上半身をやや

	少し傾ける	前傾姿勢にして身体を乗り出して聴くことが大切である。相手の話を傾聴していることを現している。
Eye Contact	適切に視線を合わせる	強者と弱者という関係を作らないためにも，相手と視線の高さを合わせることが必要である。適度に外して適度に合わせることが大切である。相手が快く感じる視線が適切な視線といえる。
Relaxed	リラックスして話を聴く	世代によってリラックスの姿勢が異なる場合もあるため，状況を考える必要がある。あまりに強い聴く姿勢は却って緊張感を表出してしまう場合もある。部屋に花を飾ったりしてリラックスできる環境を作ることも効果的である。

出所）野村豊子『新・介護福祉士養成講座　コミュニケーション技術』中央法規出版，2010年を参考に作成

２．認知症ケアに関する尺度

１）認知症ケア尺度

(1)「看護職版認知症ケア尺度」と「介護職版認知症ケア尺度」

　認知症ケアにおいては，一人ひとりの高齢者に深くかかわり，個別的なケアが必要ではあるが，初学者や新任者にとっては，認知症ケアの質の向上を継続・向上させるための指針が必要となる。2005年の介護保険制度の改正により，高齢者ケアにおいては国際生活機能分類（International Classification of Functioning, Disability and Health：以下 ICF）を用いることが明示され，多職種間の意思統一のためにも共通用語である ICF を用い，認知症という疾患や症状に留まらず生活全体をケアの対象として捉えることが重要としている。筆者らは，認知症ケア尺度を財団法人日本生命財団助成金にて，幾つかのフィールド調査及び予備調査にて信頼性の確保を行い，本調査では東海４県の悉皆調査として80床以上の介護老人保健施設における量的調査を経て開発を行った。開発過程で，看護職と介護職の職種の役割の相違から生じる認識の違いから，「看護職版認知症ケア尺度」と「介護職版認知症ケア尺度」との尺度の分割に至った（名称変更を行った）。

　なお，本尺度の内的整合性は，標準化されたクロンバックの α は，＜心身機能・身体構造＞は，「看護職版認知症ケア尺度」においては0.896〜0.964であり，「介護職版認知症ケア尺度」においては0.801〜0.893であり高い内的整合性が認められた。＜活動と参加＞は，「看護職版認知症ケア尺度」においては0.927〜0.970であり，「介護職版認知症ケア尺度」においては0.831〜0.928であり高い内的整合性が認められた。＜環境因子＞では，「看護職版認知症ケア尺度」においては0.869〜0.947であり，「介護職版認知症ケア尺度」においては0.817〜0.904であり高い内的整合性が認められた。

表4－2－4　看護職版認知症ケア尺度

あなたが行っている認知症ケアの実践についてお尋ねします。実践されている程度にあてはまる番号に1つだけ○をつけてください（5が最も実践している）

	全く実践していない	それほど実践していない	普通	まあ実践している	非常に実践している
≪心身機能・身体構造≫					
＜精神機能と神経系の構造＞					
1　感情失禁がある場合は，落ち着けるようにゆっくり関わる。	1	2	3	4	5
2　怒ったり段ったりする利用者の興奮した気分を緩和させる。	1	2	3	4	5
3　夜の睡眠を確保することで昼間の気分の安定を図る。	1	2	3	4	5
＜感覚機能と痛みと目・耳および関連部位の構造＞					
4　視力が測定できないため観察によりアセスメントする。	1	2	3	4	5
5　難聴の可能性を考えながら対応する。	1	2	3	4	5
6　表情などで痛みの程度や場所を察知する。	1	2	3	4	5
＜音声と発話の機能と音声と発話に関わる構造＞					
7　何を言っているか分からない方に対しても聞く努力をする。	1	2	3	4	5
8　一つ一つの言葉から利用者が伝えたいことを把握する。	1	2	3	4	5
9　理解できる言葉を集める。	1	2	3	4	5
＜心血管系・血液系・免疫系・呼吸器系の機能と心血管系・免疫系・呼吸器系の構造＞					
10　息が弾むなどの観察により心疾患などの増悪を早期に察知する。	1	2	3	4	5
11　口唇色などのチアノーゼの状態から症状を把握する。	1	2	3	4	5
12　感染が広がらないよう体調不良者を早めに把握する。	1	2	3	4	5
＜消化器系・代謝系・内分泌系の機能と消化器系・代謝系・内分泌系に関連した構造＞					
13　食べられない場合は原因をアセスメントする。	1	2	3	4	5
14　早く口に入れすぎてしまう方の誤嚥に気をつける。	1	2	3	4	5
15　食べない場合は補食を検討する。	1	2	3	4	5
＜尿路・性・生殖の機能と尿路性器系および生殖系に関連した構造＞					
16　個人の排尿パターンを把握する。	1	2	3	4	5
17　前立腺肥大の場合は急性尿閉に気をつける。	1	2	3	4	5
18　尿意の訴えがあればなるべく活かす。	1	2	3	4	5
＜神経筋骨格と運動に関連する機能と運動に関連した構造＞					
19　歩行状態を観察して転倒のリスクを把握する。	1	2	3	4	5
20　拘縮がある場合は進行しないようにする。	1	2	3	4	5
21　現在ある機能が維持できるように介助する。	1	2	3	4	5
＜皮膚および関連する構造の機能と皮膚および関連部位の構造＞					
22　なるべく皮膚が傷つかないよう配慮する。	1	2	3	4	5
23　褥瘡スクリーニングでリスクをあらかじめ把握する。	1	2	3	4	5
24　意識して利用者の皮膚の観察を実施する。	1	2	3	4	5
≪活動と参加≫					
＜学習と知識の応用＞					
25　回想法は知識・経験がある専門スタッフが中心となって行う。	1	2	3	4	5
26　介護拒否がある場合でも利用者の意思を大切にする。	1	2	3	4	5
27　利用者の隠れたニーズを引き出す。	1	2	3	4	5
＜一般的な課題と要求＞					
28　食事など行動ごとに声をかける。	1	2	3	4	5
29　生活の中の楽しみを日課にする。	1	2	3	4	5
30　他の利用者とのトラブルを回避できるよう援助する。	1	2	3	4	5
＜コミュニケーション＞					
31　ゆっくりと声をかけるように心がける。	1	2	3	4	5
32　意思疎通が難しい場合でもさまざまな工夫を試みる。	1	2	3	4	5

33	できるだけ目を見て寄り添いながら話しかける。	1	2	3	4	5
＜運動・移動＞						
34	夜の徘徊時はゆっくりとお話を聞き落ち着くよう援助する。	1	2	3	4	5
35	車いすの自走では突進してしまわないよう安全に留意する。	1	2	3	4	5
36	歩ける方は転倒に十分注意する。	1	2	3	4	5
＜セルフケア・身体を洗うこと＞						
37	入浴時間は楽しい時間になるよう工夫をする。	1	2	3	4	5
38	長湯にならないように声をかける。	1	2	3	4	5
39	自力で入浴できる方でも目を離さないように心がける。	1	2	3	4	5
＜セルフケア・身体各部の手入れ＞						
40	自力でスキンケアができないところを補う。	1	2	3	4	5
41	定期的に口腔衛生状態を把握する。	1	2	3	4	5
42	義歯の手入れは利用者任せにしない。	1	2	3	4	5
＜セルフケア・排泄＞						
43	トイレで排尿が直ぐにない場合でもしばらく待つ。	1	2	3	4	5
44	トイレ誘導の時間は失禁の状況に応じてこまめに調節する。	1	2	3	4	5
45	下剤を使用した場合は薬の作用時間を考えトイレ誘導を行う。	1	2	3	4	5
＜セルフケア・更衣＞						
46	布パンツの場合は，1日1回は交換する。	1	2	3	4	5
47	更衣の拒否がある場合は気をそらしながら着脱を行う。	1	2	3	4	5
48	転倒が予防できる履物を選択する。	1	2	3	4	5
＜セルフケア・食べることと飲むこと＞						
49	スプーンを小さくして早食いを予防する。	1	2	3	4	5
50	食べない場合は少し間をおいて再度声をかける。	1	2	3	4	5
51	お茶を飲まない場合は飲みやすいジュースにするなど工夫する。	1	2	3	4	5
＜セルフケア・健康に留意すること＞						
52	体調不調を訴えることができない方には観察を密に行う。	1	2	3	4	5
53	普段どおりに動く場合でも体調不良には留意する。	1	2	3	4	5
54	いつもより少しおかしいと思った場合は早めに対応する。	1	2	3	4	5
＜家庭生活＞						
55	個々の利用者にとって居心地のよい空間を探す。	1	2	3	4	5
56	その方にあったベッドの選択をする（畳の上など）。	1	2	3	4	5
57	衣類の持ち主が分かるように名前はきちんと書く。	1	2	3	4	5
＜対人関係＞						
58	利用者との信頼関係を，時間をかけて築くよう心がける。	1	2	3	4	5
59	利用者の対応について職員間で話し合う。	1	2	3	4	5
60	職員が利用者同士のトラブルを早めに見つける。	1	2	3	4	5
＜主要な生活領域＞						
61	今までの生活歴を考慮して施設における役割を探す。	1	2	3	4	5
62	利用者が少し手伝ってみようかなという気持ちになるよう支援する。	1	2	3	4	5
63	利用者が笑顔で過ごせるよう利用者中心のケアを考える。	1	2	3	4	5
＜コミュニティライフ・社会生活・市民生活＞						
64	誰にでも分かりやすいレクリエーションを選択する。	1	2	3	4	5
65	利用者の趣味を活かすように配慮する。	1	2	3	4	5
66	生活の中で花見などの外出の機会を設ける。	1	2	3	4	5
≪環境因子≫						
＜生産品と用具＞						
67	食欲が低下している場合は利用者の望む食べ物を用意する。	1	2	3	4	5
68	利用者の私物に腐敗物がないか観察する。	1	2	3	4	5
69	利用者の嗜好を考慮して飲み物を選択できるようにする。	1	2	3	4	5

＜自然環境と人間がもたらした環境変化＞

70	援助する側が温度に気をつけて，着るものや掛け物で調整を行う。	1	2	3	4	5
71	臭気がないよう早めの対応を行う。	1	2	3	4	5
72	畑の野菜や季節の花で四季を感じることができるよう心がける。	1	2	3	4	5

＜支援と関係＞

73	利用者へのケアの方向性は必ず家族と話し合って決める。	1	2	3	4	5
74	今の家族の想いや悩みをできるだけ聴く。	1	2	3	4	5
75	多職種と協働して臨機応変に利用者に対応する。	1	2	3	4	5

＜態度＞

76	利用者にとって何が大切かを考えてケアを行う。	1	2	3	4	5
77	利用者のペースに合わせてゆっくりと関わることを心がける。	1	2	3	4	5
78	ケアスタッフ自身が心の余裕をもってケアを行う。	1	2	3	4	5

＜サービス・制度・政策＞

79	ケアスタッフが認知症ケアを学ぶ機会を設ける。	1	2	3	4	5
80	各委員会を設置して利用者の課題をアセスメントする。	1	2	3	4	5
81	認知症があっても在宅へ転帰できるよう社会資源を整える。	1	2	3	4	5

　本尺度は≪心身機能・身体構造≫≪活動と参加≫≪環境因子≫の３領域からなる。それぞれの領域に着目をする場合は，領域ごとに調査をすることもできる。また，前述したように「看護職版認知症ケア尺度」と「介護職版認知症ケア尺度」との違いがある箇所があり，≪心身機能・身体構造≫と≪活動と参加≫に存在する。なお，≪環境因子≫の領域には異なる質問項目はない。「介護職版認知症ケア尺度」において，「看護職版認知症ケア尺度」と異なる質問項目は網掛けで示す。「看護職版認知症ケア尺度」は医学的視点が強い尺度としての特性を持ち，「介護職版認知症ケア尺度」は日常生活をサポートするスキルに対する視点が強い尺度としての特性を持つ。なお，本尺度使用においては，筆者らの許可を得る必要はない。さまざまな形で活用されることを望む。

表４－２－５　介護職版認知症ケア尺度

あなたが行っている認知症ケアの実践についてお尋ねします。実践されている程度にあてはまる番号に１つだけ○をつけてください（５が最も実践している）

≪心身機能・身体構造≫
＜精神機能と神経系の構造＞

		全く実践していない	それほど実践していない	普通	まあまあ実践している	非常に実践している
1	感情失禁がある場合は，落ち着けるようにゆっくり関わる。	1	2	3	4	5
2	怒ったり段ったりする利用者の興奮した気分を緩和させる。	1	2	3	4	5
3	夜の睡眠を確保することで昼間の気分の安定を図る。	1	2	3	4	5

＜感覚機能と痛みと目・耳および関連部位の構造＞

4	視力が測定できないため観察によりアセスメントする。	1	2	3	4	5
5	難聴の可能性を考えながら対応する。	1	2	3	4	5
6	表情などで痛みの程度や場所を察知する。	1	2	3	4	5

＜音声と発話の機能と音声と発話に関わる構造＞

7	何を言っているか分からない方に対しても聞く努力をする。	1	2	3	4	5
8	一つ一つの言葉から利用者が伝えたいことを把握する。	1	2	3	4	5
9	理解できる言葉を集める。	1	2	3	4	5

＜心血管系・血液系・免疫系・呼吸器系の機能と心血管系・免疫系・呼吸器系の構造＞

10	口唇色などのチアノーゼの状態から症状を把握する。	1	2	3	4	5
11	尿が出ているかどうかチェックする。	1	2	3	4	5
12	感染が広がらないよう体調不良者を早めに把握する。	1	2	3	4	5

＜消化器系・代謝系・内分泌系の機能と消化器系・代謝系・内分泌系に関連した構造＞

13	食べられない場合は原因をアセスメントする。	1	2	3	4	5
14	早く口に入れすぎてしまう方の誤嚥に気をつける。	1	2	3	4	5
15	食べない場合は補食を検討する。	1	2	3	4	5

＜尿路・性・生殖の機能と尿路性器系および生殖系に関連した構造＞

16	個人の排尿パターンを把握する。	1	2	3	4	5
17	トイレ誘導を行うことでできるだけ失禁を防ぐ。	1	2	3	4	5
18	尿意の訴えがあればなるべく活かす。	1	2	3	4	5

＜神経筋骨格と運動に関連する機能と運動に関連した構造＞

19	歩行状態を観察して転倒のリスクを把握する。	1	2	3	4	5
20	現在ある機能が維持できるように介助する。	1	2	3	4	5
21	日常的なリハビリの必要性を検討する。	1	2	3	4	5

＜皮膚および関連する構造の機能と皮膚および関連部位の構造＞

22	なるべく皮膚が傷つかないよう配慮する。	1	2	3	4	5
23	褥瘡スクリーニングでリスクをあらかじめ把握する。	1	2	3	4	5
24	意識して利用者の皮膚の観察を実施する。	1	2	3	4	5

≪活動と参加≫

＜学習と知識の応用＞

25	介護拒否がある場合でも利用者の意思を大切にする。	1	2	3	4	5
26	利用者の隠れたニーズを引き出す。	1	2	3	4	5
27	雑誌や新聞を見る機会を設ける。	1	2	3	4	5

＜一般的な課題と要求＞

28	食事など行動ごとに声をかける。	1	2	3	4	5
29	生活の中の楽しみを日課にする。	1	2	3	4	5
30	他の利用者とのトラブルを回避できるよう援助する。	1	2	3	4	5

＜コミュニケーション＞

31	ゆっくりと声をかけるように心がける。	1	2	3	4	5
32	意思疎通が難しい場合でもさまざまな工夫を試みる。	1	2	3	4	5
33	できるだけ目を見て寄り添いながら話しかける。	1	2	3	4	5

＜運動・移動＞

34	夜の徘徊時はゆっくりとお話を聞き落ち着くよう援助する。	1	2	3	4	5
35	車いすの自走では突進してしまわないよう安全に留意する。	1	2	3	4	5
36	歩ける方は転倒に十分注意する。	1	2	3	4	5

＜セルフケア・身体を洗うこと＞

37	入浴時間は楽しい時間になるよう工夫をする。	1	2	3	4	5
38	長湯にならないように声をかける。	1	2	3	4	5
39	自力で入浴できる方でも目を離さないように心がける。	1	2	3	4	5

＜セルフケア・身体各部の手入れ＞

40	自力でスキンケアができないところを補う。	1	2	3	4	5
41	排便後に陰部洗浄を行う。	1	2	3	4	5
42	定期的に口腔衛生状態を把握する。	1	2	3	4	5

＜セルフケア・排泄＞

43	トイレで排尿が直ぐにない場合でもしばらく待つ。	1	2	3	4	5
44	トイレ誘導の時間は失禁の状況に応じてこまめに調節する。	1	2	3	4	5
45	下剤を使用した場合は薬の作用時間を考えトイレ誘導を行う。	1	2	3	4	5

＜セルフケア・更衣＞

46	着衣失行がある場合は見本を見せながら着衣援助を行う。	1	2	3	4	5

		1	2	3	4	5
47	転倒が予防できる履物を選択する。	1	2	3	4	5
48	下腿や上肢にレッグウォーマーを装着する。	1	2	3	4	5

＜セルフケア・食べることと飲むこと＞

49	スプーンを小さくして早食いを予防する。	1	2	3	4	5
50	食べない場合は少し間をおいて再度声をかける。	1	2	3	4	5
51	お茶を飲まない場合は飲みやすいジュースにするなど工夫する。	1	2	3	4	5

＜セルフケア・健康に留意すること＞

52	体調不調を訴えることができない方には観察を密に行う。	1	2	3	4	5
53	普段どおりに動く場合でも体調不良には留意する。	1	2	3	4	5
54	いつもより少しおかしいと思った場合は早めに対応する。	1	2	3	4	5

＜家庭生活＞

55	個々の利用者にとって居心地のよい空間を探す。	1	2	3	4	5
56	その方にあったベッドの選択をする（畳の上など）。	1	2	3	4	5
57	衣類の持ち主が分かるように名前はきちんと書く。	1	2	3	4	5

＜対人関係＞

58	利用者との信頼関係を，時間をかけて築くよう心がける。	1	2	3	4	5
59	利用者の対応について職員間で話し合う。	1	2	3	4	5
60	職員が利用者同士のトラブルを早めに見つける。	1	2	3	4	5

＜主要な生活領域＞

61	今までの生活歴を考慮して施設における役割を探す。	1	2	3	4	5
62	利用者が少し手伝ってみようかなという気持ちになるよう支援する。	1	2	3	4	5
63	利用者が笑顔で過ごせるよう利用者中心のケアを考える。	1	2	3	4	5

＜コミュニティライフ・社会生活・市民生活＞

64	誰にでも分かりやすいレクリエーションを選択する。	1	2	3	4	5
65	利用者の趣味を活かすように配慮する。	1	2	3	4	5
66	生活の中で花見などの外出の機会を設ける。	1	2	3	4	5

≪環境因子≫
＜生産品と用具＞

67	食欲が低下している場合は利用者の望む食べ物を用意する。	1	2	3	4	5
68	利用者の私物に腐敗物がないか観察する。	1	2	3	4	5
69	利用者の嗜好を考慮して飲み物を選択できるようにする。	1	2	3	4	5

＜自然環境と人間がもたらした環境変化＞

70	援助する側が温度に気をつけて，着るものや掛け物で調整を行う。	1	2	3	4	5
71	臭気がないよう早めの対応を行う。	1	2	3	4	5
72	畑の野菜や季節の花で四季を感じることができるよう心がける。	1	2	3	4	5

＜支援と関係＞

73	利用者へのケアの方向性は必ず家族と話し合って決める。	1	2	3	4	5
74	今の家族の想いや悩みをできるだけ聴く。	1	2	3	4	5
75	多職種と協働して臨機応変に利用者に対応する。	1	2	3	4	5

＜態度＞

76	利用者にとって何が大切かを考えてケアを行う。	1	2	3	4	5
77	利用者のペースに合わせてゆっくりと関わることを心がける。	1	2	3	4	5
78	ケアスタッフ自身が心の余裕をもってケアを行う。	1	2	3	4	5

＜サービス・制度・政策＞

79	ケアスタッフが認知症ケアを学ぶ機会を設ける。	1	2	3	4	5
80	各委員会を設置して利用者の課題をアセスメントする。	1	2	3	4	5
81	認知症があっても在宅へ転帰できるよう社会資源を整える。	1	2	3	4	5

（2）簡略版認知症ケア尺度

「看護職版認知症ケア尺度」と「介護職版認知症ケア尺度」は，≪心身機能・身体構造≫

≪活動と参加≫≪環境因子≫の３領域からなり，質問項目は81項目となる。質問項目が多く日常的に使用することが困難であるため，簡略版の開発を行った。その結果，「看護職簡略版認知症ケア尺度」は，≪心身機能・身体構造≫４サブカテゴリー，≪活動と参加≫は６カテゴリー，≪環境因子≫は２カテゴリーが抽出され，それぞれのサブカテゴリーを質問項目とした。表４－２－６に示す。また，「介護職簡略版認知症ケア尺度」は，≪心身機能・身体構造≫７サブカテゴリー，≪活動と参加≫は８カテゴリー，≪環境因子≫は３カテゴリーとなった。表４－２－７に示す。なおこれらの尺度は，介護老人保健施設に焦点を当て，いくつかのフィールド調査と予備調査の結果より，開発し，使用可能であることも示されている（小木曽，2017・小木曽ら，2017）。ケアのアウトカムの多くは，利用者サイドに立って，利用者の変化を測定することが多いが，職員が実施しているケアの評価を行うことも大切である。

表４－２－６　看護職簡略版認知症ケア尺度

あなたが行っている認知症ケアの実践についてお尋ねします。実践されている程度にあてはまる番号に１つだけ○をつけてください（５が最も実践している）

	全く実践していない	それほど実践していない	普通	まあ実践している	非常に実践している
≪心身機能・身体構造≫					
1　心身機能の状況を把握し，アセスメントを実践する。	1	2	3	4	5
2　傾聴する姿勢をもち，心身機能の維持の状況の把握を行う。	1	2	3	4	5
3　観察を行い，心身機能の低下を早期発見する。	1	2	3	4	5
4　心の安定を図るための関わりを工夫する。	1	2	3	4	5
≪活動と参加≫					
5　利用者の状況に合わせた臨機応変なケアを実践する。	1	2	3	4	5
6　観察を十分に行い，リスクを軽減する。	1	2	3	4	5
7　日常生活の中での細やかなケアの工夫を行う。	1	2	3	4	5
8　本人の意向や気持ちを大切にし，利用者を中心としたケアを検討する。	1	2	3	4	5
9　利用者に寄り添い，安心できる生活について利用者とともに模索する。	1	2	3	4	5
10　利用者との信頼関係を築くために職員間で情報を共有する。	1	2	3	4	5
≪環境因子≫					
11　多職種が協働して利用者のケアを検討する。	1	2	3	4	5
12　安心できる生活を過ごすために生活環境を整える。	1	2	3	4	5

表４－２－７　介護職簡略版認知症ケア尺度

あなたが行っている認知症ケアの実践についてお尋ねします。実践されている程度にあてはまる番号に１つだけ○をつけてください（５が最も実践している）

	全く実践していない	それほど実践していない	普通	まあ実践している	非常に実践している
≪心身機能・身体構造≫					
1　傾聴する努力を続け利用者の心の安定を図る。	1	2	3	4	5
2　アセスメントにより日常生活のケアを検討する。	1	2	3	4	5
3　現在ある心身機能が維持できるよう状況の把握を行う。	1	2	3	4	5

4	利用者の行動観察をアセスメントにつなげる。	1	2	3	4	5
5	心身機能の低下から生じる介護事故を未然に防ぐよう配慮する。	1	2	3	4	5
6	トイレでの排泄につながるように関わる。	1	2	3	4	5
7	表情を観察して現在の心身機能を把握する。	1	2	3	4	5
≪活動と参加≫						
8	羞恥心に配慮したプライバシーを大切にしたケアの工夫。	1	2	3	4	5
9	認知力の低下にあわせた予防的なケアを実践する。	1	2	3	4	5
10	観察を密にすることによって普段の暮らしを支える。	1	2	3	4	5
11	本人の意向を判断してケアに活かす。	1	2	3	4	5
12	本人の意向を大切に考え落ち着けるよう関わりを持つ。	1	2	3	4	5
13	隠れたニーズに気づくよう心がける。	1	2	3	4	5
14	現在の役割の維持継続を支援する。	1	2	3	4	5
15	暮らしの中のトラブルを回避するよう支援する。	1	2	3	4	5
≪環境因子≫						
16	利用者に必要な生活用品や環境を整える。	1	2	3	4	5
17	利用者との関係性を築くケアを心がける。	1	2	3	4	5
18	多様な人々と連携し社会資源を活用する。	1	2	3	4	5

出所）佐藤八千子ら「介護職員が認識する国際生活機能分類に基づく認知症高齢者のケア」『日本老年社会科学』第34巻第2号，2012年

２）BPSD サポート尺度

　著者らが開発した BPSD サポート尺度（Support standards for the behavioral and psychological symptoms of dementia，以下 SS-BPSD）は，介護老人保健施設で開発されたため，病院で使用する場合には文言を「利用者」から「患者」に変更して用いる。SS-BPSD は信頼性と妥当性の検証もされており，BPSD である「易怒・興奮」「拒薬・拒食・拒絶」「行動的攻撃（暴力）」「不潔行為」の4つの領域に対するケアを示している（小木曽，2016）。「１：実践していない」「２：あまり実践していない」「３：まあ実践している」「４：実践している」の４段階で評価する。なお，使用においては許諾を求める必要はない。

表４－２－８　SS-BPSD

第1因子　「不潔行為」に対するケア
排泄パターンを把握してトイレ誘導やオムツ交換を行う 排便コントロールを行い，排便を促す 排便があったことに早く気づき，オムツが汚染している時間を短くする 下剤の反応便が出ることを予測して早めに排泄援助を行う できるだけトイレでの排泄を試みる
第2因子　「拒薬・拒食・拒絶」に対するケア
家族の協力も得ながら利用者の好みに合った食べ物を準備する 拒食があった場合，食事時間をずらして食事摂取を促す 拒薬時は，薬の形態を変更したり，ゼリーに混ぜるなど飲みやすくする 本人の食べられる量を把握し，不足分を補う栄養補助食品などを検討する ケアの拒否がある場合は，カンファレンスなどで検討し統一した援助ができるようにする
第3因子　「易怒・興奮」に対するケア
利用者の興味がある話題を意図的に話し，怒りや興奮を軽減させる

一緒に散歩をするなど場所を変えて，怒りの気持ちからの気分転換を図る
利用者の気持ちに共感し，利用者の思いを聞き，不穏・怒り・興奮を鎮静させる
尿意や便意により不穏状態や興奮につながるため，サインを見極めてトイレ誘導を行う
時間をおいてタイミングや表情をみながら再度関わる

第 4 因子　「行動的攻撃（暴力）」に対するケア
人間関係や音・声・環境などその方の快・不快を把握し，スタッフ間の連携を深め対応策を考える 待たせる時間を少なくし，その方のペースに合わせ，個別に関わる 不穏行動や言葉などにより暴力行為の前兆をスタッフが共有する 暴力に至る前に，表情や言葉から本人の意向を察知する スタッフとの相性も暴力行為につながるため，担当スタッフを人選する

3）地域包括ケアにおける認知症高齢患者に対するシームレスケア実践力尺度

　著者らが開発した地域包括ケアにおける認知症高齢患者に対するシームレスケア実践力尺度（Seamless care for elderly dementia patients in community-based integrated care Scale，以下 SCD-CBS）は，地域包括ケア病棟でのいくつかの調査（小木曽ら，2018a と2018b）をもとにデルファイ法（小木曽ら，2018c）にて導き出された尺度である。しかしながら，第 6 因子は 2 質問項目であるため，今後改良が必要であろう。「1：全くできていない」「2：あまりできていない」「3：どちらともいえない」「4：だいたいできている」「5：十分できている」の 5 段階で評価する。なお，使用においては許諾を求める必要はない。

表 4 － 2 － 9　SCD-CBS

第 1 因子　多職種の強みを活かす
入院中に把握した患者の思いを多職種で共有する 患者及び家族の病状理解の程度を多職種で共有する 多職種が患者の病状を理解した上で同じ目標に向かいケアを行う 入院中の ADL の情報を共有し，職種ごとの役割を担う 継続的な医療的ケアを多職種でサポートする 多職種それぞれの情報をチームで共有しケアに活かす それぞれの職種の専門性を活かした介入を行う できるだけ早く認知力の低下に気づき，必要な医療や介護サービスにつなげる 多職種それぞれの意見を持ち寄り，退院時カンファレンスを行う

第 2 因子　家族の現状を考慮する
家族の介護力を見極める 忙しくて介護できないなどがある場合，家族の介護力に応じた社会資源の活用を提案する 本当のキーパーソンを見極める 患者と家族の思いの違いに気づくよう心がける 入院（転棟）時から退院支援・退院調整を開始する 在宅で患者・家族のもてる力を発揮できる効果的なケア方法を考案する 入院当日から退院支援をし，療養先を考える

第 3 因子　穏やかな日々の生活を維持する
患者が落ち着けるように環境を整える 認知症の症状に応じて，日常生活行動を整えるケアを工夫する

認知症により病状を把握することが困難であるため，様々な情報からアセスメントを行う
患者の個別性を知るように努める
尊厳を保つ関わりを心がける
第4因子　認知機能に応じ日常生活動作の向上を目指す
ADL の維持・向上を目指した日々の積み重ねのケアを行う
入院による ADL の低下をできるだけ防ぐ
さりげないトイレ誘導を重ね失禁を予防する
在宅での生活状況に応じて入院中からの生活リハビリを行う
患者の排泄リズムを把握する
入院前にトイレで排泄していた場合は入院中にトイレでの排泄を目指す
第5因子　退院後へつなぐ医学的管理
全身状態や ADL の低下に応じてケアを変化させる
家族が医療処置を継続できるように入院中に手技を習得できるよう指導する
退院後も継続的に必要な医療を受けられるようにする
シームレスな診療や介護を行い，ADL や QOL の維持を目指す
入院時残薬を確認することで，在宅での内服状況のアセスメントを行う
咀嚼・嚥下機能に応じた食事形態に変える
入院中の情報を退院先の機関（かかりつけ医や転院先）へ伝える
第6因子　入院早期からの MSW との連携
入院早期から MSW が関わるように調整する
MSW と連携し患者や家族にとって必要な情報を集める

　地域包括ケアシステムにおいては，住み慣れた地域での暮らしの継続を目指していくことが求められるが，認知機能が低下している高齢患者の場合は，入院加療により主疾患をコントロールできても，中核症状から派生する BPSD が入院中に顕在化することがある．そのため，ルーチンワークで行われる退院支援や退院調整では，地域包括ケアシステムが目指す地域での生活の継続に欠かせない日々のセルフケアや社会生活に多くの課題が残ってしまう（小木曽ら，2019）．そのため，入院前・入院中・入院後の生活状況を見据えたケアを行うことが重要であり，SCD-CBS の活用が求められる．SCD-CBS は，地域包括ケア病棟の調査では信頼性と妥当性の検証（小木曽ら，2019）もされているが，一般病棟でも認知症患者のシームレスケアは重要であると考える．なお，使用においては，許諾を求める必要はない．

第 3 節　オプティマル・エイジング

1．認知症とオプティマル・エイジング

　オプティマル・エイジングとは，人が現在の目標を考慮しつつも，自分の生活をより最適なものにする選択を自ら行っている側面に焦点を当てた概念である（岩原，2018）。加齢という自然現象に対して，少しでもその進行を遅らせることや，できるだけ年を重ねても活動的なことを求めていくことから，加齢という自然現象，認知症という疾患をあるがままに受け止めていく考え方も必要になってきている。

　従来は，高齢者が活動的な生活を送ることが望ましいという思考のもとに，サクセスフル・エイジングやアクティブ・エイジングの状態を目指していくことが支持を得ていた。サクセスフル・エイジングの条件では，① 疾患や障害が少ないこと，② 高い心身機能を保持していること，③ 高い生活機能を保持していること（北川ら，2019），ではあるが，認知症高齢者はその範疇から外れてしまう。また，アクティブ・エイジングもサクセスフル・エイジングと類似した思考であり，生活の質を低下させることなく，社会参加を続けながら，年を重ねていくことをいう。しかしながら，高齢者の生涯発達的な視点から，健康で高い活動性があるサクセスフル・エイジングやアクティブ・エイジングという状況が永遠に続くわけではない。高齢になると病気や障害にだけでなく，老衰ということも避けることができなくなる。年齢に逆らわず，心身機能の低下をそのまま受け入れ，終焉までその時の最善を生きるというオプティマル・エイジングの考え方を取り入れることも求められる（小木曽，2019）。

　多くの認知症は進行性であり，そしてその進行に伴い日常生活にさまざまな課題が生じることとなる。高齢者自身だけでなく，その高齢者を取り巻く家族にとっても，高齢者が認知機能の低下により今までできていたことができなくなっていくことに対するジレンマだけが増大してしまえば，それが形を変え不安や怒りという BPSD の出現につながる。ケアする側は，その人にとっての今の健康状態と人生満足と人生における意味を踏まえ，今ある認知機能が低下しているという健康状態をあるがままに受け止めることを支援していき，そこから見出せる価値に気づいていくことを，ともに見出していく協働が求められる。

　高齢になると，認知機能の低下という課題だけでなく，さまざまな健康上の課題も併せ持つことが多い。どのような心身機能の低下があっても，あるがままを受けとめ，それを高齢者本人と家族が受容することで，新たな一歩を踏み出せる可能性が高まる。認知症となっても，何もできなくなるわけではなく，その人のもてる力を活かせる方法を考えていくことが重要である。オプティマル・エイジングにより「加齢＝自然なこと」と捉え，また「認知症＝あるがまま」と捉えて，認知症高齢者も家族も認知症を特別なものとして捉えるのではなく，今の人

生を楽しみながら過ごしていくことが重要である。その実現のためには，さまざまな方面からもてる力を見出し，その人にとって，最大限に精神的な健康を維持することができるような支援が求められる。

２．老衰とオプティマル・エイジング（エンド・オブ・ライフケア）

　老衰とは，明らかな定義は定められていない。老化（senescence）とは，成熟期以降にみられる衰退を中心にした変化のことをさし，遺伝や環境などの影響を受けるため個人差が大きい（北川ら，2018）といわれている。また，関連する用語として日本老年医学会は，高齢者が筋力や活力が低下した段階を「フレイル」と呼ぶことを発表している（日本老年医学会，2014）。

　フレイル（frailty）は健康な状態と身体機能障害の中間に位置づけられ，加齢に伴う様々な機能低下，予備能力の低下を基盤として，ストレスに対する脆弱性が増大し，健康障害や日常生活行動に支障が生じやすい状態を指している。また，フレイルは個体を形成する細胞や組織の機能の低下，恒常性の維持が困難になる身体的要素だけでなく，精神的要素や社会的要素が絡み合っている。（亀井ら，2016）身体的フレイルとは，サルコペニア，ロコモティブシンドローム（運動器機能不全：骨粗鬆症，骨折，変形性関節症，神経障害等で生じる），体重減少，易疲労性，活動性低下，易転倒性などを示す。精神的フレイルとは，認知機能低下（軽度認知障：MCI：mild cognitive impairment），うつなどを示し，社会的フレイルとは，独居，貧困，閉じこもりなどを示す。さらに，オーラルフレイルとは，加齢に伴う口腔機能低下，活舌低下，むせやすい，飲み込み力の低下，食べこぼしの増加，噛めない食品の増加などを示す。（島内ら，2018）これらの状態は，人が老化していく過程である。高齢化が進む現代ではあるが，事故死や突然死を除いて後期高齢者の多くが，これらのフレイルという段階を経て徐々に要介護状態に至ると考えられており，これが老衰である。フレイルの評価方法として，体重減少，筋力（握力）低下，主観的疲労感，歩行速度低下，日常生活活動量の低下の5項目のうち3項目以上該当する場合にフレイル，1〜2項目に該当する場合にプレフレイル，いずれにも該当しない場合に健常と判定する。（佐竹ら，2017）したがって，体重減少や主観的疲労感，日常生活活動量の低下が認められる状態になってくると老衰が始まり，老衰が進行してきているといった目安になると判断できる。それらは，ある意味，自然な成り行きであり最終的に訪れる人の姿である。この現状を，誰もが受け入れられ適応していくことが，老衰におけるオプティマル・エイジングといえるであろう。

　現在，加齢による身体的・生理的な衰退のみでなく，心理的な側面や社会的な側面も含め，人は生まれてから死ぬまで，生涯を通じて発達し続ける存在であるという生涯発達（life-span development）の考え方が重視されるようになり（北川ら，2018），老衰をマイナスに捉えないことが重要である。スウェーデンの社会学者トルンスタムは，高齢者は身体や能力の衰えに対

していかに付き合っていくかを，老人的超越（gerotranscendence）と述べている。（亀井ら，2016）また，エリクソンによる発達課題において，老年期の心理社会的葛藤は，「統合」対「絶望」と示され，絶望（否定的感覚）の方向に傾けるような要素が老年期には数多くあるが，これに対して，各人生段階で培った基本的な強さを土台に，過去の失敗や後悔，現状に対する失望をも自分自身に引き受けて自我の統合（肯定的感覚，発達課題）を獲得することが期待されている。ここから生み出される英知（wisdom）とは，死への恐怖と生への執着をライフサイクルの節理として受け入れる心のもち方であり，次世代への継承に対する希望の架け橋でもある（北川ら，2018）と述べているように，老いていくことを含めて，その人の人生の集大成であり，今までの人生経験を踏まえて肯定的感覚を持って受け入れ老人的超越に達することが目指すべき姿である。高齢者本人だけではなく，私たち支援する側も，老衰を肯定的に受け入れ，次世代につながるよう最期までサポートしていくことが重要である。

＜引用・参考文献＞

Bruscia, K. E., Defining Music Therapy, 2nd ed., Barcelona Publishers, 1998, p.161（生野里花訳『音楽療法を定義する』東海大学出版会，2001年，pp.1-33, 45-49）

Wheeler, B. L.『21世紀の音楽療法研究と実践』日本音楽療法学会東北支部第1回学術大会基調講演資料，2002年，pp.11-19

安藤邑恵ほか『ICF の視点に基づく高齢者ケアプロセス』学文社，2009年

イヴ・ジネスト，ロゼット・マレスコッティ，本田美和子監修『ユマニチュード』という革命 なぜ，このケアで認知症高齢者と心が通うのか』誠文堂新光社，2016年，p.5

イヴ・ジネスト，ロゼット・マレスコッティ，本田美和子「家族のためのユマニチュード」誠文堂新光社，2018年，pp.10-103

今井七重・小木曽加奈子・松野ゆかり「世代間交流に関するスクールソーシャルワーカーの意識の特徴 エイジング教育を豊かにするために」『日本看護学会論文集』40号，2010年，pp.89-91

岩原昭彦「サクセスフル・エイジングとオプティマル・エイジング（特集 老い）」『心理学　ワールド』82，2018年，pp.5-8

大嶋光子「認知症の人の心理的理解パーソン・センタード・ケアの一考察」『太成学院大学紀要』11，2009年，pp.109-118

小木曽加奈子「認知症ケアにおけるケアスタッフのケア充実感と職務満足度の関係について」平成21・22年度財団法人日本生命財団助成金研究成果報告書，岐阜大学小木曽研究室，2011年

小木曽加奈子・今井七重「子どもと高齢者の世代間交流に関する一考察―高齢者から子どもたちへの伝承について」『保育と保健』15(1)，医学書院，2000年，pp.35-39

小木曽加奈子「Verification of the Validity and Reliability of Care Outcomes of Dementia: Investigation by Support Standards for the Behavioral and Psychological Symptoms of Dementia」『教育医学』62(2)，2016年，pp.313-327

小木曽加奈子「介護老人保健施設の看護職における ICF の視点を活かした認知症ケアの実践」『教育医学』62(3)，2017年，pp.368-377

小木曽加奈子ら「介護職簡略版認知症ケア尺度の信頼性と妥当性の検証」『日本看護福祉学会誌』22(2)，2017年，pp.45-56

小木曽加奈子ら「地域包括ケアシステムにおける認知症高齢者の BPSD とケアの関係；地域包括ケア

病棟と地域包括ケア病床のフィールド調査」『社会福祉科学研究』7，2018年a，pp.17-24

小木曽加奈子ら「地域包括ケアにおける認知症高齢患者へのシームレスケア」『地域福祉サイエンス』5，2018年b，pp.1-9

小木曽加奈子ら「地域包括ケアシステムにおける認知症高齢患者に対するシームレスケア尺度の作成に向けて；デルファイ法による内容妥当性検討」『教育医学』64(2)，2018年c，pp.191-197

小木曽加奈子「死へつながる老衰を受け入れる」『福祉と看護の研究誌』6，2019年，pp.1-3

小木曽加奈子ら「地域包括ケアにおける認知症高齢患者の　シームレスケア実践力尺度の妥当性と信頼性の検討：地域包括ケア病棟の看護職に着目をして」『日本看護科学会誌』39，pp.193-201，2019．DOI: 10.5630/jans.39.193
https://www.jstage.jst.go.jp/article/jans/39/0/39_39193/_pdf/-char/ja　2019年12月26日

沖田裕子『新・介護福祉士養成講座：認知症の理解』2010年，pp.221-226

亀井智子ら『老年看護学① 老年看護学概論・老年保健』メヂカルフレンド社，2016年，p.32，35

「ユマニチュード」の成果と展望，自由・平等・博愛・優しさを伝え合うケアを目指して『看護管理』Vol.29　No.2，2019年

北川公子ら『系統看護学講座　専門分野Ⅱ　老年看護学』医学書院，2018年，p.5，pp.13-15

川島隆太監修『学習療法の秘密　認知症に挑む』くもん出版，2007年

北村光子「介護福祉教育と保健教育との関連—卒業生の聞き取りを通して」『長崎短期大学紀要』18，2006年，pp.101-107

草野篤子「世代間交流学の樹立に向けてのプレリュード」『老年社会学』33(3)，2011年，pp.461-471

熊倉祐子『改訂第2版　認知症の人のためのケアマネジメントセンター方式の使い方・活かし方』中央法規出版，2009年，p.19

クリスティン・ボーデン，桧垣陽子訳『私は誰になっていくの』クリエイツかもがわ，2003年，pp.18-82

黒川由紀子・松田修・丸山香・斎藤正彦『回想法グループマニュアル』ワールドプランニング，1999年

厚生労働省『厚生労働省老人保健福祉局長通知：認知症高齢者の日常生活自立度判定基準』2006年

厚生労働省「保育所保育指針解説書」
http://www.mhlw.go.jp/seisakunitsuite/bunya/kodomo/hoiku.html　2009年4月6日

小林敏子「認知症ケアの原理・原則」日本認知症ケア学会編『改訂・認知症ケアの基礎』ワールドプランニング，2001年，pp.81-84

小林敏子ら『認知症の人の心理と対応』ワールドプランニング，2009年，pp.159-160

齊藤隆司『認知症介護』Vol.8，No.3，日総研出版，2007年，p.70

佐々木和佳・伊志嶺理沙・二俣良『認知症ケアと予防の音楽療法』春秋社，2009年，pp.23-24

佐々木和佳ら『認知症　ケアと予防の音楽療法』春秋社，2009年，pp.47-49

佐治順子『認知症高齢者の音楽療法に関する基礎的研究』風間書房，2006年，p.6

佐竹昭介ら「フレイルの進行に関わる要因に関する研究（25-11）」長寿医療研究開発費 平成26年度総括報告書，2017．www.ncgg.go.jp/ncgg-kenkyu/documents/25-11.pdf

佐藤八千子ほか「介護職員が認識する国際生活機能分類に基づく認知症高齢者ケア」『日本老年社会科学』第34巻第2号，2012年

島内節ら『これからの高齢者看護学』ミネルヴァ書店，2018年，p.147

志村ゆず編・伊波和恵・萩原裕子・下山久之・下垣光『ライフレビューブック—高齢者の語りの本づくり』弘文堂

障害者福祉研究会編『ICF 国際生活機能分類—国際障害分類改訂版』中央法規出版，2003年

鈴木みずえ『認知症ケアマッピングを用いたパーソン・センタード・ケア実践報告集』3，クオリティケア，2009年

津村俊充・山口真人『人間関係トレーニング』ナカニシヤ出版，2010年

長嶋紀一『認知症介護の基本』中央法規出版，2006年，pp.42-51

永田久美子『新・介護福祉士養成講座12　認知症の理解』中央法規出版，2009年，p.7

新村拓『痴呆老人の歴史』法政大学出版局，2002年，p.15，53，74，99

日本老年医学会『フレイルに関する日本老年医学会からのステートメント』2014年

認知症介護研究・研修東京センターほか『三訂　認知症の人のためのケアマネジメントセンター方式の使い方・活かし方』中央法規出版，2011年，p.17

野村豊子『コミュニケーション技術』中央法規出版，2010年，pp.27-30

野村豊子『回想法とライフレヴュー——その理論と技法』中央法規出版，1998年

野村豊子『認知症ケアの基礎知識』ワールドプランニング，2008年，pp.75-83

長谷川和夫「認知症ケアの理念はなぜ大切か」日本認知症ケア学会編『改訂・認知症ケアの基礎』ワールドプランニング，2011年，pp.3-10

長谷川和夫・遠藤英俊編著『介護福祉士養成テキスト17　こころとからだのしくみ——生活場面・状態像に応じた支援の理解』建帛社，2009年

長谷川和夫・長嶋紀一・遠藤英俊編著『介護福祉士養成テキスト14　発達と老化の理解——介護の視点からみる高齢者の心理と健康』建帛社，2009年

長谷川和夫編著『介護福祉士養成テキスト15　認知症の理解——介護の視点からみる支援の概要』建帛社，2008年

長谷川雅美編著『自己理解・対象理解を深めるプロセスレコード』日総研出版，2007年，p.22

長谷部孝子・村松あずさ『お年寄りの音楽療法実践の手引き（改訂版Ⅱ）』ドレミ楽譜出版社，2007年，pp.11-12，14-15

林庸二「"Therapy" の語源から見た音楽療法」国立音楽大学音楽研究所音楽療法研究部門『音楽療法の現在』人間と歴史社，2007年，pp.149-159

広井良典『ケア学——越境するケアへ』医学書院，2000年，pp.93-131

廣山初江『新・介護福祉士養成講座10　介護総合演習・介護実習』中央法規出版，2009年，pp.101-106

ほのぼの朝日ネットワーク『ご家族へのお便り』2007年1月から2010年12月まで

本間昭ら「センター方式03版痴呆性高齢者用ケアマネジメントシートパック：1人ひとりの尊厳を支える継続的ケアに向けて」『老年精神医学雑誌』15(1)，2004年，pp.76-100

宮本真巳『看護場面の再構成』日本看護協会出版会，2011年

宮本真巳編著『援助技法としてのプロセスレコード』精神看護出版社，2009年，p.22

村田久行『ケアの思想と対人援助』川島書店，2003年

村山陽「高齢者との交流が子どもに及ぼす影響」『社会心理学研究』25(1)，2009年，pp.1-10

門間陽子「高齢者領域の音楽療法のねらいはどこにあるのか——岐阜県音楽療法士の事例集を通した考察」国立音楽大学音楽研究所音楽療法研究部門『音楽療法の現在』人間と歴史社，2007年，pp.109-126

やまだようこ「老年期にライフストーリーを語る意味」『日本老年看護学会誌』12(2)，2008年，p.15

吉田章子「いぶき苑学習療法」平成24年4月垂井町文化会館における講演レジメ「特集　私たちの『センター方式』活用術」『おはよう21』中央法規出版，2010年，pp.11-27

第5章

家族への支援

第1節　家族の強みを把握する

1．家族の発達段階

　個人の発達段階が存在するのと同じく，家族にも一定の周期的な変化の過程としての発達段階が存在する。家族周期の各期には，それぞれの家族がその段階において最も重点的に取り組むべき発達課題が存在し，これらの各家族周期で課題を一つずつ達成しながら次の段階に移行する。しかし，次の段階でまた新たな発達課題が存在するため，家族周期における移行期の家族は，前の発達段階から次の課題への転換がうまく移行できない時に危機に陥りやすい。また，家族としての発達を遂げながら健康問題を解決していくことが重要である。例えば，長期療養が必要な対象が家族の中に存在する時に，それぞれの家族の発達課題を軽視することはできず，家族としての発達課題を成し遂げながら，対象の健康問題の解決を図る必要がある。そこで，家族も家族としての各発達課題があるという，家族発達理論という考え方を家族周期の段階別に捉えてみた。一般的に，6または7段階に分けられることが多く，各段階別に詳細を記述する。

第1段階：新婚期

　第1段階は新婚期と呼ばれ，これまで別々の家族に属していた2人が生活を共にするようになって新しい生活様式をつくりあげていかなければならない時期である。婚姻という形式に拘らない場合は，2人が生活をはじめた時点を家族の出発点とみなす。この時期の発達課題は，精神的・経済的に親から独立し，新しい生活様式を形成する。また，夫婦としての相互理解を深め，絆を築き，新しい親族との交流によって社会的にも独立し，家族として認められることが必要である。

第2段階：出産・育児期

　第2段階は出産・育児期と呼ばれ，夫婦の間に子どもが生まれると家族関係は2者関係から3者関係に変化し，新しい家族関係が形成される。夫婦は親という新しい役割を担い，子どもの世話を行わなければならない時期である。さらに，子どもが増えるごとに育児や家事の負担が増大するため，夫婦間で役割を分担しながら健全な育児に取り組み，新しい家族への援助を

109

しようと家族全体の生活行動を拡大し，家族関係を調整することが発達課題である。

第 3 段階：子どもが学童期の時期

　第 3 段階は子どもが学童期の時期であり，子どもが学校生活を始めることで社会的つながりが深まり，家族として社会的責任が大きくなる。家族への所属感や親子の交流が子どもの心身の健全な発達を促す家庭生活につながる。また，子どもの自立を促すと同時に子どもが直面するさまざまな問題に対し，親が適切な支援をすることで子どもの自立と依存のバランスを保つことが発達課題である。

第 4 段階：子どもが10代の時期

　第 4 段階は子どもが10代の時期であり，思春期の急激な発達は身体面だけでなく，心理的にも大きな変化をもたらす。子どもは，新しい自己同一性（セルフ・アイデンティティ）を確立する課題に取り組み，親との関係は自立と依存の葛藤が激しくなり，この時期の発達課題は，子どもの成長に適合したかたちに変化せざるを得ない。親は，子どもの将来設計について助言する役割があり，進学等に伴う経済的な援助の必要性が高まる。また，社会生活と家庭生活を両立させることや夫婦は生活習慣病を来さないように日々の食事や運動などに留意して，自己の健康管理に努めることが重要な時期である。

第 5 段階：排出期・分離期

　第 5 段階は排出期または分離期と呼ばれ，子どもが一人の成人として精神的・物理的に家族から独立する時期であり，家族側からすれば子どもを世の中へ排出するためこのように呼ばれる。子の親離れ，親の子離れが並行して達成されなければならず，子どもの独立に向け，夫婦2 人だけの生活の再調整をする必要がある。また，成長した子どもと親との新たな親子関係の形成，夫婦それぞれの親への援助や介護などの関係構築が発達課題として挙げられる。

第 6 段階：老年期

　第 6 段階は老年期と呼ばれ，夫婦どちらかあるいは両方が退職した時から配偶者の死までの時期である。加齢とともに親たちのからだは老化し，コミュニケーション能力や運動能力，経済的能力も低下することが多い。退職後の夫婦関係の維持と子どもとその家族や夫婦たちの老親との関係維持，家庭や社会での新たな役割形成，親・配偶者・親族の喪失への対処と適応などが発達課題として挙げられる。

第 7 段階：孤独期

　第 7 段階とするか第 6 段階後期とするかで異論はあるが，配偶者の喪失から本人の死までの時期であり，孤独期と呼ばれる。配偶者の死後，子どもと同居せず，一人暮らしをする高齢者が増加している。健康課題は老年期の前期に引き続き，健康維持や疾病管理が重要であり，配偶者の死後，喪失感に向き合いながら一人の生活に適応し，自身の死への準備を行う。また，子どもは両親の死を受け入れることが課題となる。

２．家族の介護力

　家族の平均世帯人員数は減少を続け，家庭内で介護を担う人が少なく，世帯主が65歳以上の単独世帯と夫婦のみの世帯が約半数を占め，高齢者が高齢者を介護する老老介護も増えている。以上のことから，現代の家族の環境として，家族構成員の減少，高齢者の増加，高齢単身世帯の増加等がある。また，女性の社会活動への進出に伴い，女性が介護をするというこれまでの意識の変化や家族構成員それぞれが自己実現の意思を持っていることなどにより，介護保険制度を活用しても依然介護を行いにくい要因が多い現況である。

　家族構成員の中に介護を必要とする人が現れた場合，その人が担っていた役割を他の家族構成員が代行しなければならない。また，介護を担う家族に家族内の役割が集中しないように，家族内で役割分担の再構築をする必要がある。しかし役割には，家事や介護だけでなく，情緒的関係，意思決定，財産や諸手続きに関することがある。前者に関しては社会的資源を活用することで家族以外に代用できるが，後者に関しては家族内で役割の再構築を図る必要がある。

　家族の介護力は，主介護者または家族構成員の介護負担に関するアセスメントをすることで，把握することができる。介護を担う介護者の身体的負担，介護者の精神的不安，介護者の経済的負担，介護者の親族・家族関係を含む社会的負担の有無を判断するためのアセスメント要素がある。まず，介護者の身体的負担を示す項目として，① 栄養障害にかかわる状況，② 睡眠障害にかかわる状況，③ 疲労の蓄積にかかわる状況，④ 生活必須行動の制限にかかわる状況，⑤ ケア・医療処置のための疲労にかかわる状況がある。次に，介護者の精神的負担を示す項目として，① 将来への不安にかかわる状況，② 被介護者との関係不良にかかわる状況，③ 医療器具管理に対する過度の緊張にかかわる状況，④ 介護サービス利用への心理的抵抗にかかわる状況がある。また，介護者の経済的負担を示す項目として，① 家計収入の減少にかかわる状況，② 介護・医療費の増加にかかわる状況がある。最後に，介護者の親族・家族関係を含む社会的負担を示す項目として，① 親族・家族関係が不良にかかわる状況，② 仕事の継続が困難にかかわる状況，③ 社会との交流が減るにかかわる状況，④ 世間体を気にするにかかわる状況がある（河原ら，2001）。以上の項目に沿って家族の介護負担をアセスメントし，介護者が療養者との共倒れを未然に防ぐことが大切である。

111

　また，家族ケア研究会（2005）は既存理論を参考に，実際に健康問題をかかえる家族に対して，熟練保健師が行ったアセスメント内容を抽出して，家族生活力量を構造化した「家族生活力量モデル」というアセスメント指標を開発した。家族生活力量とは，「家族が健康生活を営むための知識，技術，態度，対人関係，行動，情動が統合されたもの」と定義されている。このように定義されているのは，ケアの過程でケアの対象の健康問題が解決されることに留まらず，自らの健康問題や課題に気づき，それらを自ら解決していく力量（セルフケア力およびエンパワメント）を身につける，あるいはそのような力量を拡大することをめざしているからである。また，地域で健康問題を抱えて暮らすということは，家族や地域社会とのかかわり，人間関係，ライフスタイル，経済，家事，職業などさまざまな生活要素が相互に影響し合っているということになる。これらを踏まえ，「家族生活力量」の概念・定義を「ケアの単位としての家族」という考え方に加え，「健康」「セルフケア」「生活」という視点を基盤とすることとしている。

　家族生活力量モデルは，12の構成要素から成り，家族員・家族システム・家族が持つ社会性を包含し，ケアによって変容が可能な家族生活力量の構成要素（a～i）と，家族生活力量に影響を及ぼすが容易には変えることができない条件にあたる構成要素（j～l）に大別される。また，家族生活力量のうち，a～dを「家族のセルフヘルスケア力」と，e～iを「家族の日常生活維持力」とする大項目から成り立っている。以下にa～lの詳細について記述する。

家族生活力量モデルの12の構成要素（中項目）と具体的なアセスメントの指標（小項目）

a．健康維持力は，健康生活を営む上で必要な家族の基本的保健行動力と定義され，情報収集力，観察力，判断力，選択力，実行力，継続力が具体的なアセスメントの指標である。

b．健康問題対処力は，なんらかの健康問題が発生した場合，それを理解し対処しようとする家族の保健行動力と定義され，理解力，情報収集力，判断力，健康問題の受け止め方，コンプライアンス，家族内の問題共有力，結束力が具体的なアセスメントの指標である。

c．介護力または養育力は，他者による身辺の世話を必要とする家族員が発生した場合，それを判断し，補完する家族の保健行動力と定義され，意欲，知識，技術，自由時間の獲得力，ケア対象者への愛着，ストレス対処力，介護，養育の方針が具体的なアセスメントの指標である。

d．社会資源の活用力は，健康課題の解決，改善および日常生活を営むうえで有用な家族資源を理解し，社会資源を活用しようとする家族の保健行動力と定義され，社会資源利用の態度，社会資源への接近力，社会資源知識の獲得力，人的ネットワークの拡大力が具体的なアセスメントの指標である。

e．家事運営力は，日常生活を営む上で必要な炊事掃除などの家事を運営する力と定義され，

炊事，買い物，洗濯，掃除の遂行力が具体的なアセスメントの指標である。

f．役割再配分・補完力は，家族に役割変化の必要が生じた場合，それを理解し，各機能を保持しようとする家族の柔軟な役割交代や相互に補完する力と定義され，役割分担力，役割再配分力，役割継続力が具体的なアセスメントの指標である。

g．関係調整・統合力は，家族員の自立，自由を確保しながら，家族の凝集性を高め，柔軟に家族関係の調整を行い，家族としてまとまろうとする力と定義され，親密性，凝集性，コミュニケーション，キーパーソン，家族成員の自立・自由が具体的なアセスメントの指標である。

h．住環境整備力は，安全・便利・快適な家屋やその周辺の環境を整備する力と定義され，衛生性，快適性，安全性，利便性が具体的なアセスメントの指標である。

i．経済・家計管理力は，生活の基盤になる収入を得て，計画的に消費しようとする家族の経済運営力と定義され，収入源，出納バランス，消費パターンが具体的なアセスメントの指標である。

j．ライフサイクルは，家族の成立から解体までの段階的生活周期と定義され，ライフステージ，発達課題，家族の生活史が具体的なアセスメントの指標である。

k．社会資源は，家族のニーズを充足するために利用している，または利用可能な制度，集団や個人が有する知識・技能，施設，設備，資金，物品と定義され，活用している社会資源，活用可能な社会資源が具体的なアセスメントの指標である。

l．自然・社会環境は，家族を取り巻く自然・社会環境のうち健康問題と関係しやすい環境と定義され，家屋の特徴，立地条件，交通手段，地域社会の人間関係・慣習・価値観が具体的なアセスメントの指標である。

家族の健康課題に対する家族生活力量アセスメント指標

家族という単位集団の生活力量をみようとしている。つまり，健康問題を持つ個人を含む家族全体をみる指標であることを踏まえ，次の手順でアセスメントを進める。

① 家族の基礎情報（家族構成，年齢構成など）をとらえる。

② 健康問題を持つ中心人物の健康状態や生活状況をとらえる。

③ 指標の中項目各々について，小項目を参考にしながら家族生活力量をアセスメントする。

④ 以上の①②③の相互関連性を明らかにし，他の家族理論も必要に応じて使いながら，家族の全体像をとらえ，家族のケアニーズを明らかにする。

家族生活力量アセスメントスケール

家族生活力量アセスメントスケールは家族ケアの焦点である家族生活力量全体のうち，常に

変動を繰り返している力量指標群について，それぞれ代表的な小項目を用いた平易な質問文より，家族の生活力量を共通の尺度で客観化できるようにしたツールである。また，評価者の経験や個人差に左右されることがなく，それを使えば誰でも同じような確かさで家族の生活力量をアセスメントできるように，設問の妥当性や主観的家族アセスメント結果とスケールを用いた家族アセスメント結果の整合性の検討や項目の精選が行われ，信頼性を検証し開発されたものである。

(1)　家族生活力量アセスメントスケールの使い方・採点方法

　以下に家族ケア研究会が推奨する使い方について記載する。

①　家族生活力量アセスメントスケールは9領域からなる家族生活力量を他者（保健師や看護師）が評定する尺度である。

②　質問項目は全部で106項目あり，該当するものに順次○をつけていく。

③　質問の記入前に家族生活力量アセスメントスケールの初ページを記入し，対象家族をイメージアップする。

④　評価時点で初回すべての情報があるとは限らないので，わからない場合は次へ進む。これは評価者による思い込みや主観を極力排除するためである。

⑤　記入を終えたら採点し，各指標の到達率を「ASOFHLA結果」に記入する。

⑥　家族生活力量アセスメントスケールは，変化に応じてその都度繰り返し使用する。

⑦　すべての項目に記入を終えたら，ラインマーカーなどで以下の逆転項目（全24項目，否定文・健康生活にマイナス要素を意味する設問）に目印をつける。a　健康維持力（a 10〜17の8項目），b　健康問題対処力はなし，c　ケア力（c 34，c 44，c 50の3項目），d　社会資源活用力（d 59〜d 61，d 66〜d 68の6項目），e　家事運営力（e 75〜e 78の4項目），f　役割再配分・補完力（f 81，f 83の2項目），g　関係調整・統合力・h　住環境整備力はなし，i　経済・家計管理力（i 106の1項目）

⑧　指標ごとに力量充足度を算出する。具体的には，逆転項目に○が付いていない場合を1点，それ以外は0点とする。次に，逆転項目以外に○が付いている場合を1点，それ以外は0点とする。次に，指標ごとに得点を合計し，早見表を参考に指標別の充足度を算出する。最後に，レーダーチャート周囲の箱に指標別の力量充足度（％）を記入し，そのレーダー図を完成する。

レーダーチャート

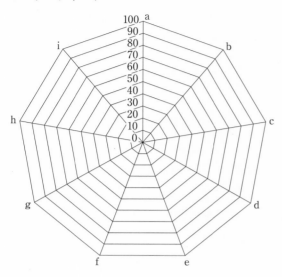

指標別到達率の早見表

指標＼得点	1	2	3	4	5	6	7	8	9	10	11	12	13	14	15	16	17	18	19	20	21	22	23
a	5.9	11.8	17.6	23.5	29.4	35.3	41.2	47.1	52.9	58.8	64.7	70.6	76.5	82.4	88.2	94.1	100						
b	6.7	13.3	20.0	26.7	33.3	40.0	46.7	53.3	60.0	66.7	73.3	80.0	86.7	93.3	100								
c	4.3	8.7	13.0	17.4	21.7	26.1	30.4	34.8	39.1	43.5	47.8	52.2	56.5	60.9	65.2	69.6	73.9	78.3	82.6	87.0	91.3	95.7	100
d	7.7	15.4	23.1	30.8	38.5	46.2	53.8	61.5	69.2	76.9	84.6	92.3	100										
e	10	20	30	40	50	60	70	80	90	100													
f	20	40	60	80	100																		
g	10	20	30	40	50	60	70	80	90	100													
h	14.3	28.6	42.9	57.1	71.4	85.7	100																
i	16.7	33.3	50	66.7	83.3	100																	

出所）家族ケア研究会編『家族生活力量モデル』医学書院，2005，p.78，より引用

【資料】

家族生活力量アセスメントスケール

家族ケア研究会『家族生活力量モデル』医学書院，2005，pp.72-76，より引用

記入日　　　年　　　月　　　日　　　　記入者名

_____　さん

現在発生している健康問題はありますか？

1．脳卒中　2．高血圧　3．心疾患　4．認知症　5．骨折・外傷または転倒による後遺症　6．脊髄損傷　7．糖尿病　8．難病　9．リウマチ・神経痛　10．呼吸器疾患　11．悪性新生物　12．パーキンソン病　13．消化器疾患　14．泌尿器疾患　15．腎疾患　16．膝関節炎　17．精神病　18．その他（　　　　　　）

0．とくに健康問題はない

※痴呆は，認知症と変更している。

全体でなん人家族ですか？　[　　人]

介護を必要とする人はなん人いますか？　[　　　　人]

養育を必要とする人はなん人いますか？　[　　　　人]

家族内に特定の介護担当者はいますか？　[　　　　人]

家族内に特定の養育担当者はいますか？　[　　　　人]

どんな家族形態ですか？（家族構成と年齢，主な健康問題を記入しましょう）

＊該当する番号に○

1．夫婦

2．親子・二世代

3．三世代

4．その他（　　　）

記入日　　　年　　　月　　　日　　　　　　記入者名

_____　さん

質問 a ．健康を維持する力

a 1 ．テレビや雑誌などから，保健や健康に関する情報を集めている

a 2 ．テレビや雑誌などから得た保健や健康の情報が役立つかどうか考えている

a 3 ．家族員の健康状態に，いつも気を使っている

a 4 ．家族員の体調の変化には，おおむね気がつく

a 5 ．家族員の健康状態を把握するための観察ができる

a 6 ．家族員の健康状態は，おおむね正しく判断できる

a 7 ．家族員の健康状態を保つよう，なにか工夫している

a 8 ．家族員の健康状態に合わせて，なんらかの保健行動を取り入れている

a 9 ．風邪の予防など，一般的な保健行動をとることができる

a10．生活リズムが不規則になりがちである

a11．なかなか6時間以上の睡眠がとれない

a12．一日3回の食事をとらないことが，1週間に3日以上ある

a13．タバコを吸う

a14．毎日酒を飲む

a15．週に3回以上，体を動かさない（運動しない）日がある

a16．趣味やストレス解消法を持っていない

a17．趣味やストレス解消ができていないと感じている

質問 b ．健康問題に対処する力

b18．健康問題を持っている家族員の病状を，気にかけている

b19．健康問題を持っている家族員の病状や症状を，おおむね正しく判断できる

b20．健康問題を持っている家族員の病状や障害の状態を，だいたい理解している

b21．健康問題を持っている家族員の予後や障害の状態を，だいたい知っている

b22．健康問題を持っている家族員の病状をコントロールするために必要なことがわかっている

b23．家族員の病気や状態を，自分なりに受け止めている

b24．健康問題を持っている家族員は，必要に応じて医療を受けている

b25．何らかの症状が発生したときには，家族員に受診をすすめる

b26．健康問題を持つ家族員の病状をコントロールするために，なんらかの保健行動を工夫し

ている

b27.　家族員の健康状態に応じて，日々の暮らしを少しずつ変化させようとしている

b28.　何らかの健康問題が発生したときに，それに応じた生活上の工夫を実践する

b29.　健康問題を持っている家族員以外に，それを知っている家族がいる

b30.　健康問題を持っている家族員以外に，その病状を判断できる人がいる

b31.　健康問題を持っている家族員以外に，その人の健康問題解決のために動いてくれる人がいる

b32.　健康問題を持っている家族員のことを，家族の問題として話し合おうとする

質問ｃ．介護者または養育者の力（該当に○：介護者・養育者・記入不要）

ｃ33.　介護（または養育）者は，健康である

ｃ34.　介護（または養育）者は，65歳以上か未成年である

ｃ35.　介護（または養育）者は，積極的に取り組む意欲がある（介護が必要と感じている）

ｃ36.　介護（または養育）者は，積極的に取り組む姿勢がある

ｃ37.　介護（または養育）者は，積極的に取り組んでいる

ｃ38.　介護（または養育）者は，介護（または養育や教育）に必要な基礎知識がある

ｃ39.　介護（または養育）者は，介護（または養育や教育）の具体的な手順をだいたい知っている

ｃ40.　介護（または養育）者は，適切に介護（または養育や教育）している

ｃ41.　介護（または養育）者は，常に介護（または養育や教育）に関する情報を得ようとしている

ｃ42.　介護（または養育）者は，適切に介護（または養育や教育）する体力がある

ｃ43.　介護（または養育）者は，本人の能力に応じて自立を促す支援を行っている

ｃ44.　主たる介護（または養育）者は，８時間以上の勤務に就いている

ｃ45.　介護（または養育）者の時間配分は，うまくいっている

ｃ46.　主たる介護（または養育）者の自由時間が２時間以上ある

ｃ47.　介護（または養育）者は，ケア対象者に愛情を持っている

ｃ48.　介護（または養育）者は，ケア対象者を家族の一員と思っている

ｃ49.　介護（または養育）者は，ケア対象者の気持ちを尊重しようとしている

ｃ50.　介護（または養育）者は，それにまつわるストレスを感じている

ｃ51.　介護（または養育）者に協力的な家族員がいる

ｃ52.　介護（または養育）者を手伝ってくれる家族員がいる

ｃ53.　介護（または養育）者が忙しいとき，家族員はその代替えをしている

c 54.　家族内の介護（または養育）方針は，はっきりしている

c 55.　複数の家族員で，介護（または養育）を分担している

質問 d．社会資源を活用する力

d 56.　街の社会資源を利用したいと思っている

d 57.　広報など，周囲の社会資源に関する情報を得ようとしている

d 58.　いま，家族が利用できそうな社会資源を知っている

d 59.　社会サービスは利用したくない（または期待できない）と考えている

d 60.　家庭内のことに，他人が入り込むのは好まない（嫌だ）と考えている

d 61.　介護や養育は家族だけで処理するものだと考えている

d 62.　家族員以外に，社会サービスなどに関する相談ができる人がいる

d 63.　家族以外の機関に，社会サービスに関する相談や問い合わせができる

d 64.　家族内に生じている健康問題を解決するために必要な協力者を増やそうとしている

d 65.　家族内の健康問題解決のために，誰かにそのことを話している

d 66.　日頃から，近所とのつきあいを好まない

d 67.　家族以外の人との交流は，好きじゃない

d 68.　家族員の健康問題のためになんらかの生活変化が起こるのは，迷惑だと思っている

質問 e．現在の家庭運営の状態は，総じてどんな具合ですか？

e 69.　家庭に適した食品が調理されている

e 70.　食事のバランスがとれている

e 71.　生活に必要な物資の買い出しに，支障はない

e 72.　洗濯や着る物の用意には，支障がない

e 73.　室内の掃除には，支障がない

e 74.　ゴミ捨てや庭掃除など，うまくいっている

e 75.　家事担当者が忙しく，家事に手が回らないことがある

e 76.　家事担当者が疲れている

e 77.　家事担当者の健康状態が悪い

e 78.　家事担当者が一人しかいない

質問 f．家族内の役割分担や役割を補う力

f 79.　介護（または養育）者は，いまの状態で介護（または養育）を継続したいと考えている

f 80.　家族内の役割分担について，必要に応じて話し合っている

f 81. 誰かの健康問題によって，他の家族員の役割遂行に支障が生じている

f 82. 買い物など，家事運営を分担している

f 83. 自分だけが大変な思いをしていると感じている人がいる

質問 g ．家庭内の人間関係や雰囲気

g 84. お互いに家族員のことを気にかけている（思いやりがある）

g 85. 率直な会話やコミュニケーションができている

g 86. 家族といると，気分が和らぐ

g 87. 深刻な問題についても，だいたいは相互に相談できる

g 88. 家族員の誰かが困っていたら，お互いに助け合おうとする

g 89. 家族員の欲求と家族全体の課題は，だいたい折り合いがついている

g 90. 問題に応じて，それなりにキーパーソンができる

g 91. 家族内に対立がない

g 92. 家族の意見はまとまりやすい

g 93. 家族員の自立性や自由を尊重できる

質問 h ．住まいへの関心や住まいの環境状態

h 94. 家族員の誰か，環境調整の必要性を判断できる人がいる

h 95. 必要な環境調整方法を，だいたい選択できる人がいる

h 96. 自宅や居室は定期的に整理・整頓されている

h 97. 自宅や居室内は，おおむね危険物や障害物がない状態に調整できている

h 98. 段差の解消や手すりの設備など，必要な改修や工夫がなされている

h 99. 不潔・温熱条件など，住環境に起因する健康上の問題が生じていない

h 100. 家族員の住み心地がよいように，すまいの工夫をしている

質問 i ．経済や家計管理の力

i 101. ほぼ，決まった収入源がある

i 102. 収入と支出のバランスは均衡している

i 103. 金銭は，ある程度計画的に使うことができている

i 104. 健康問題（病気）をきっかけに，収入と支出の不均衡が起こっていない

i 105. 療養費を，必要な支出と見なすことができる

i 106. 個人の嗜好やギャンブルなど，家族員が相互に納得のいかない支出がある

1．家族の受容段階

　認知症になった高齢者（以下，認知症高齢者という）を家族が介護する負担は大きく，想像を絶するものがある。身体的負担ばかりでなく，精神的にも，また経済的にも多大な負担を要し，家族が倒れ入院するケースも少なくない。認知症の症状には，より身近な家族やケアスタッフに対して強く症状が出る，自分にとって不利になるようなことは言わない，認知症としての症状と正常なところが混在するといった特徴がある。また，認知症初期にはコミュニケーションが可能であるため，家族は認知症になったことに気づかないことが多い。そのため，家族は，本人の勘違いやわがまま，あるいは家族への嫌がらせと思って苛立ち，悩み，心身ともに疲労困憊の状態になりがちである。認知症が中期，後期と進むにつれて，認知症高齢者は，自分が自分であることすらわからなくなる，食べられるものと食べられないものの区別がつかなくなり異食する事態が起こる。手についたものを取り除こうと糞便を壁に塗りつけるといった行為が起こることもある。毎日の生活の中で，家族が認知症を理解し受け入れるのは容易なことではない。しかしながら，家族は次のような受容段階を経て認知症を受け入れることができるようになる。大切な家族が，認知症であることをあるがまま受けとめていく，オプティマル・エイジングという考え方を支援していくことが求められる。

第1段階：戸惑い，否定的なケアをする段階

　認知症高齢者が，何度も同じことを繰り返して言ったり，散歩に出て行ったまま道がわからなくなり帰ってこられなくなったりした場合，家族は戸惑う。ちょっとおかしいと思いながらも，日常生活を行っていく上でのコミュニケーションが可能であるため，まあこんなこともあろうと思い，認知症であることを否認する。

　何度言っても理解できない，「財布がない」と大声で家族を犯人呼ばわりする，近所の人たちに家では食事を食べさせてくれないと吹聴して歩くなど，家族はそのような認知症高齢者とまともに向かい合い，「何で何回も言わせるの」「何でこんなことがわからないの」「しっかりして」とイライラし怒鳴ってしまいがちである。

　認知症高齢者にとっては，何が原因でこのような事態が起きているのか理解できず，ただ，「怒られた」「責められた」「自尊心が傷ついた」という感情だけが残ってしまう。物事の理解力の低下からの不安感や気持ちの沈みはこのような状況によってさらに深まり，事態は解決されることなく，認知症の問題行動はむしろ増幅される。家族はさらに否定的なケアをしてしまうという悪循環に陥る。認知症高齢者にとっても家族にとっても良い状態は保てなくなる。

　この段階は，家族にとっては，認知症を理解しがたく，自分の家族には無縁な現象と認知症であることを「否認」し，ストレスが「怒り」となって現われる時期である。

第2段階：家族が認知症であることを認め，否定から脱しようとする段階

　家族は，少々おかしな行動を取る高齢者，特に親に対して，元の親に戻って欲しいと望む。少しでも正常な親に戻って欲しいと望むのである。しかしながら，良かれと思って努力することが全く報われず，むしろ逆効果で，いっそう認知症の症状を悪化させてしまうことに気づき始める。家族の一員である親が認知症であることを否応なしに認めるようになる。

　しかしながら，認知症を認めたものの，元気であった頃の親を思い出し，優しく逞（たくま）しかった親を想い嘆き，悲しむ。「しっかりしていた人がこんなになってしまった」「あんなふうになるなんて哀れだ」「ショックだ」など，健常である人を失った喪失感と苦悩を味わう。これまで尊敬してきた親が違う人格の人間になったことを認める家族の苦悩は計り知れないものがある。そして心身ともに振り回される生活がこの先どれだけ長く続くのかと苦悩し，自分の人生を取り戻すことができないことへの思いが怒りとなって表出する。

　家族は精神的，身体的疲労困憊の中で，どうにもならない現実を認めざるを得なくなったことを，自分の中で折り合いをつけながら否定的なケアから脱しようとする。家族は認知症高齢者とともに過ごす方法を見つけ出していこうとするのである。

　この段階は，家族は親が認知症であることを認め，異常事態の困惑や苦悩の連続の中から抜け出そうとする時期である。

第3段階：認知症の人に期待をつなぐ段階

　家族が認知症を認めたことは，認知症高齢者にとっては大きな安心感をもたらす。できないことを「何故できないの」と責められるのと責められないのとでは大きく違い，認知症高齢者は精神的に平和を保てる状態となる。

　家族も，認知症の症状を次第に理解できるようになり，認知症高齢者への対応が上手になってくる。認知症が示している行動心理を理解しようとするため，できることをして支えようとする姿勢が出てくる。家族の心理状態も否定や苦悩が軽くなってくる。家族が認知症の親から，「あなたはどなた様？」といわれても，「花子です」と言えるようになる。「飯はまだか？」と今食べたことも忘れてしまった発言にも，「今用意しますね」と応えられるようになるのである。家族は嘘をついたのではなく，認知症高齢者が今という時を生きていることを理解できるようになったのである。そんな状態が続くと家族は，症状が少しでも良い方向へ進行してくれることを期待するようになる。新聞，雑誌，他人など外からの情報を得ようとする余裕が生まれ，ケアのテクニックに精通するようになる。認知症高齢者が親しんできたもの，絵画や書道，

編み物，将棋などを一緒に行って楽しむゆとりが生まれる。また，介護保険制度サービスの利用のための情報も入手するようになる。しかし，要介護認定の申請をしてサービスを利用するまでにはなかなか行かないケースも多い。他人が家の中に入ることへの煩わしさが負担となったり，介護は家族である自分らの役割であると思ったりすることがサービス利用を阻む要因となっていることも事実である。

　一方，認知症高齢者によっては多彩な症状を呈してくるのもこの時期で，新しいBPSDに慣れていない家族は，逆もどりになり，「戸惑い・否定的ケア」「ショック・怒り・苦悩」「理解・期待」の過程を幾度となく繰り返すこととなる。

　この段階は，家族は認知症高齢者を認め良い方向への変容を期待しながらも，第1段階から第3段階の過程を「行きつ戻りつする」時期である。

第4段階：あきらめる，放棄する段階

　家族は，「戸惑い・否定的ケア」，「ショック・怒り・苦悩」「理解・期待」の過程を繰り返す中で，極限に達し，幾ら努力しても家族だけが空回りして疲労困憊するだけであることに気づき，何の手立てもないことを思い知らされる。家族は，認知症高齢者を何とかしよう，何かを変えよう，少しでも元に戻らせようとするが，できないことを思い知るのである。こうして家族の方も思考力も判断力もなくなり，まさに極限状態となる。その状態になってはじめて，「あきらめる，放棄する」境地に至るのである。

　「あきらめる，放棄する」境地になってやっと，認知症になった親をそのまま受け入れようという気持ちになる。そして家族もまた，ありのままの自分で良いのだと自分自身をも認める心境になる。ある意味，認知症高齢者の介護を通して，家族は厳しい体験の中から，人間として悟り，成長を得るのかもしれない。毎日24時間365日のケア，寝る時間も脅かされる時間の経過の中で，このような心境になるのは言うほど簡単なものではない。認知症の親が亡くなる前に自分が死んでしまうかもしれないという恐怖や焦りも襲ってくる。自分の人生は何だったのかと親を憎み，早く死んでくれたらと願う家族も少なくない。そんな気持ちが起こることも当然のことと理解できる。それらを繰り返し，家族は，あきらめ，期待することを止め，認知症高齢者のありのままを「全人的に捉える」ことができるようになるのである。

　この段階は，家族はやっと目の前の現実を受け止め，認知症高齢者を，そして自分自身をも，あらゆることを「受容」し，真の意味で平和な時を過ごす時期である。

第5段階：新たなケアの試みの段階

　認知症高齢者を，そして自分自身をも，ありのままに受け入れることができるようになると，ここからが新たなケアのスタートとなる。外からの情報に対しても以前とは違って真剣に耳を

傾けるようになる。ケアにはさまざまな方法があり，まずは認知症高齢者に添うこと，自分一人で頑張らなくても良いことを知るのである。

　これまでは，家族は家族として認知症高齢者にどうかかわれば良いのか，どう対応して行ったら良いのか，自分はどうなのか，この先のことなど，自分自身を中心に苦悩し考えてきた。しかしこれからは，認知症高齢者にとってどうあることが幸せなのかというように主体が家族ではなくなる。家族が一人で頑張らず，他の家族や親類などの協力を得たり，介護保険制度を利用したり，介護支援専門員に相談しながら良い方法を探していったりと新たな試みを模索するようになる。そして一歩前に踏み出すことができるようになる。

　この段階は，認知症を理解し受容できるようになり，認知症高齢者を一人の人間として，家族の一員として認め，尊厳のある生活を援助しようとし，他者との協働をも試みようと新たなケアに挑戦する時期である。

　これらの5つの家族の受容段階は，E・キューブラー・ロスの死の受容までの適応段階に類似している。E・キューブラー・ロスは，医師から「死の宣告」を受けた患者の多くが死を受容するまでに「否認と孤立」「怒り」「取り引き」「抑鬱」「受容」の5段階を経て受容していき，「家族も，患者について述べたのと同様のいくつかの異なる適応段階を経験する」と言っている。

　布元ら（2010）は，認知症高齢者における家族介護者の介護認識を初期・中期・受容期と分けて整理している。初期では「ショック・混乱・怒り・拒否・抑うつ・戸惑い・否定・いらだち・衝撃・正常視反応・ネガティブ」「前期アンビバレント」がみられ，中期では「回復への期待」「期待を繋ぐ」「再適応の努力」「あきらめ」「放任」「納得への切り替え」「変化」「現実と折り合い」「後期アンビバレント」など両価的認識が存在し，受容期では「受容」「再・適応」「ポジティブ」「介護が継続できる見通しの保持」など積極的な肯定的感情・態度が生じるとしている。

　また田中ら（2002）は，介護者の受容感が段階的に成長するととらえ「介護感の認知的成長」を提示した。しかしこのことについて，その後の山田ら（2006）の研究では，「介護者の認知的成長」は否定された。その要因として山田らは，「介護が長くなると介護者は疲弊して主観的な well-being が低下する」とする消耗（wear-and-tear）仮説にあてはまるのではないかとの結果分析をしている。そして，家族の病気と介護の受けとめ方は，E・キューブラー・ロスが癌患者の死を観察して提唱した死の受容の段階説よりもいっそう複雑であると考えられると提言している。

　認知症高齢者を抱える家族の生活環境や家族介護者自身の生き方もさまざまであり，先の「家族の受容段階」の経過の中で，家族介護者が最終的に「介護者の認知的成長」を得ると言い切ることは難しいのかもしれない。しかしながら，家族は，このような5つの「受容段階」を経て，家族の認知症を受け入れ，自分自身を取り戻すことができると言える。

124

２．レスパイトケア

　レスパイト（respite）とは，英和辞典によると「（仕事・苦痛などの）一時休止，ひと休み，休息期間，一時楽にする」を意味する。レスパイトケア（respite care）とは，介護福祉用語辞典では「要介護者，障害者などを一定の期間預かり，日常の介護から解放し休息をとってもらうこと」と定義している。ここでは，認知症高齢者の介護をしている家族の休息を意味している。

レスパイトケア（respite care）の必要性

　認知症高齢者をケアしている家族は，ひとときも認知症高齢者から目を離すことが難しい状況にある場合が多い。身体的・精神的疲労感が計り知れず，家族が身体を壊すことも少なくない。介護疲れによる虐待や殺人事件の報道は後を絶たない。

　「介護を受ける者に対して憎しみを感じたことがある者」「虐待をしたことのある介護者」と家族介護負担による悲惨な状況を示している。大田ら（1998）は，「家族には24時間ひとときも心から介護という文字が消えることはない」との家族介護者からの言葉を伝えている。また，家族介護者の多くが女性によって担われている実態を指摘している。その続柄は，配偶者，子，子の配偶者などであるが，その圧倒的多数が妻であり，娘であり，嫁である「女性」であり，介護はその女性の肩にかかっており，介護問題はまさに女性問題でもあることを明らかにしている。社会全体の介護に対する意識の変容から，男性の介護者も増加したものの，介護が必要になった時に介護を頼みたい相手について，男性は「配偶者」の割合が高い傾向も示されている。この現状から，このまま人口の高齢化が進むと，老老介護における高齢女性の介護負担が深刻化することが推察される。

　終わりの見えない介護をしている家族が認知症高齢者から離れて一時的でも休息を取ることは大切なことである。また，家族に休息を提供することだけがレスパイトケアではなく，認知症高齢者の安定した生活を作っていくことそのものがレスパイトケアに繋がることも考えなくてはならない。岡村ら（1995）は，「レスパイトケアを介護疲労の解消や介護負担の軽減に活用するのではなく，介護者が自分自身の時間をより増やすためのＱＯＬの向上に活用できるサービスにまで進化させることをめざさなければならない」としている。つまり，日本におけるレスパイトケアの定義は曖昧であるが，広義な意味をもった大きな必要性に対応していくものとなっていくことが期待される。

レスパイトケアの方法

　認知症高齢者をケアしている家族は，親をあるいは対象者をケアすることが役割であり，義務や責任と思っている。しかし，人は多くの人々に支えられて生きていることを忘れてはなら

ない。レスパイトケアの方法は多岐にわたる。そのうち，いくつかの方法を挙げる。

① 他の家族や兄弟姉妹（介護の代替者）の協力を得る

　他の家族や兄弟姉妹，あるいは孫などの協力を得ることは大変重要なことでもある。彼らは，介護者を助けるだけではない。彼らにとっても幸せなことなのである。介護を必要としている認知症高齢者は助けられもするが，かかわる人たちを支える存在でもありうる。たとえ認知症の親であったとしても，かかわる介護者の兄弟姉妹にとっては父母であり，孫にとっては祖父母でありと大切な人なのである。それぞれの人が，その人と触れ合う時をもてるからである。彼らは，さまざまな介護の経験を通して心に残る交流ができ愛情を受け取ることができるからである。一人で頑張っている介護者は他の親族から認知症高齢者を独り占めしていることになるのである。人が生きることは支え合いである。高見（2008）は，「現在介護中の人は，毎日目の前で起こる出来事に振り回されており，とてもそんな悠長な気分になれない」と自身の経験を踏まえて述べている。しかし，介護が終わってからでは遅いのである。介護の代替者は介護者に心身の休息を提供するばかりでなく，活力を与えてくれる存在でもある。

② 介護保険制度を利用する

　2000年にスタートした介護保険制度創設の狙いは，在宅で介護をしている家族の負担を軽減することも一つであった。大いに利用すべきである。そして，家族が相談できる相手として挙げるのは介護保険制度の要と言われている介護支援専門員（ケアマネジャー）である。袖井（2008）は，「限られた空間の中で，介護者と要介護者とが対峙するという緊迫した関係に，外部からのサービスが導入されることで風通しが良くなる。他者の目が入ることで，自分自身が置かれた状況を見つめ直し，虐待ないし心中や殺人を招くおそれのあるような不安や不満の原因を解明し悲劇を回避することが可能になる」と述べている。介護保険制度における介護支援専門員の役割は大きく，市町村や関連する多くの専門職とのチームサポートを実施し，家族支援する大きな存在である

③ 通所介護（デイサービス）や通所リハビリテーションを利用する

　通所介護や通所リハビリテーションは1日を単位とした利用（詳しくは時間数によって分けられている）であるが，週に数日の利用は家族に休息の時間を提供できる。家族の生活にリズムができれば，時間の有効活用ができ得る。要介護者にとっても，看護師によるバイタルチェックの上，入浴や運動（あるいはリハビリテーション），趣味を楽しむこともできる。認知症対応型通所介護もあるため，家族は安心して任せることができる。また，小規模多機能型居宅介護は，通所介護利用のまま馴染みの関係のなかで安心して宿泊することもできるため，便利に利用できるサービスである。家族は，終りのない介護生活に切れ目ができ，一日のわずかな時間でも介護から解放されほっとできる時間が持てる。また，認知症高齢者にとっても楽しい思いも体験できる。家族支援として容易に利用できるサービスである。

④ 訪問看護や訪問介護（ホームヘルパー派遣）を利用する

　訪問看護や訪問介護は，介護保険制度施行直後は措置制度のなごりもあり，また他人が生活の中に踏み込んでくることへの躊躇があったが，今日では有効に利用されている。家族にとっては，一日の限られた時間であるが，外からの風が入ること，他人の目があること，ほんの少しの時間でも認知症高齢者あるいは配偶者などから心身ともに離れることができること，また専門的な知識を得られることなど，レスパイトケアを得られる。また，家族は，訪問看護師や訪問介護員を通して，認知症高齢者を客観的に見たり，対応する方法を見出したりすることができる。特に訪問看護は，医療面での支援を必要としている人へのサービスであり，バイタルチェックなどをしてもらえ，主治医と連携をして支援してもらえるため，家族は安心感を得ることができる。

⑤ 短期入所（ショートステイ）を利用する

　家族が認知症高齢者から離れて一時的にでも休息を取るためには短期入所は最適である。月に何日間と決めてコンスタントに利用するのも良い方法である。短期入所利用のリズムがつくと，その間に家族は，自分のために病院に行ったり，町内会のボランティアに参加したり，旅行に行ったりと空き時間を活用して，自分のための自由な時間を楽しむことができる。またその間を利用して，それまでできなかった入院手術を計画する家族もある。認知症高齢者にとっても，他者との交流の良い機会ともなる。介護老人保健施設での短期入所はリハビリテーションのメニューがあるため，身体的にも良い効果をもたらす。認知症高齢者は同じような認知症のある高齢者の中にいることで心が安定することもある。

⑥ 市町村特別給付を利用する

　市町村独自に提供しているサービス「市町村特別給付」がある。市町村によってサービス種類や給付に差異はあるが，配食サービスやゴミの収集などは便利に利用できるシステムである。サービス利用には，介護支援専門員が利用する必要性を書類にて市町村に申請する必要がある。配食サービスは，安い値段で利用でき，市町村やサービス事業所によっては，配達時に配達人が利用者の安否確認をしてくれるとともに，配膳までしてくれる。家族は安心して留守にできる。ゴミの収集については，一人暮らしの高齢者や認知症高齢者は，訪問介護員がサービスに入っていても，なかなか決められた収集時間に間に合うように出すことができないこともある。しかしこのサービスは，利用する側の都合の良い日や時間に自宅まで取りに来てもらえるシステムであるため，家を離れることすらできない家族にとっては，大きな介護負担の軽減となる。

⑦ 地域ネットワーク支援を利用する

　認知症高齢者のケアは，その人その人に合わせたケアが望まれ，かかわるチーム員は個々でさまざまな工夫をしている。しかしながら残念なことに，それがなかなか共有されていないと沖田（2007）は指摘している。かかわっている人たちが情報を共有し支え合うことは重要なこ

とである。その一つの方法として「認知症の人のためのケアマネジメントセンター方式」がある。これは，認知症の人にかかわる人たちが，本人とその家族を中心に互いに協力し合いながら，どこに住んでいても，最期まで“その人らしい生活”が送れるよう支援するための情報収集のツールである。この方法を利用して得られた多くの情報を，介護支援専門員を中心として，あるいは地域包括支援センターが拠点となって，警察などの公的機関，生活に身近な事業者，民生委員，老人クラブ，小中学校，商店等がネットワークに参加し構築している。この地域ネットワーク支援は，幅広く市民を対象とした徘徊・見守り体制ができる，家族には心強い支援である。

⑧ 家族会へ参加する

　認知症の人を介護する家族の会がある。この会に参加する意義は大きい。1980年に「呆け老人をかかえる家族の会（現：公益社団法人認知症の人と家族の会）」が京都で発足し，多くの家族の交流の場として広がっている。家族は参加することで，自分だけがこのような辛い思いをしているのではないことを知る。家族会という組織の中でプライバシーが保護されているため，家族は本音で溜めていた思いを吐き出すことができる。同じ思いをしている人に自分の辛さや思いを受け止めてもらえ，共感し，心の支えを得ることができる人も多い。家族会のメンバーからのアドバイスや情報，知識を得ることは自宅での介護に役立つばかりでなく，認知症に対して社会的な理解を示し，自分の家族に認知症の人がいることを公表することを恐れなくなる。認知症の人と介護する側の気持ちが楽になることにより一歩踏み出す力となる。大森ら（2006）は，「つどいの参加によって，穏やかではあるが介護状況に良い変化がもたらされている」と報告している。家族にとって，家族会への参加は大きな安心感を得られる場である。

⑨ 電話相談を利用する

　「いのちの電話」や「子育て電話」など電話による相談システムがあるように，認知症の人を介護する家族にも電話相談や認知症110番などの電話相談システムがある。電話での相談は，面談と違い顔が見えないというデメリットもあるが，逆にそれがメリットになることもある。相談者は，自分の話に耳を傾けて聴いてもらうことによって，自分の思いを受け止めてもらえていることを感じることができる。相手の姿は見えなくても，相談者は安心して思いを吐き出し，面談場面以上に冷静に話すことができることもある。相談者は電話を通して自分の声を聞き，自分の感情の起伏を感じ取ることができる場合もある。そのような場面では，相談者は自分の方向性を自分で見つけることも可能になる。また電話による相談のメリットは，相談者の都合によってかけることができる点である。都合が悪い状況になれば，すぐに電話を切ることもできる。なかなか外出のままならない，自由な時間がこま切れの状況にある家族にとっては大変都合の良いサービスである。

⑩ 経済的援助を得る

　介護保険制度創設の狙いは在宅介護における家族の介護負担の軽減があったが，現実の問題としてサービス利用には経済的負担が大きく，利用を控える人もある。そのため，国は介護の実践援助ばかりでなく，経済的にもいろいろな援助をしている。介護保険制度によるサービス利用の負担は，サービス利用に対する応益負担であるが，年間収入やその他の要件を満たせば，サービスを提供している社会福祉法人が利用料金の4分の1を負担する制度もある。また，従来の措置制度を利用せざるを得ない場合には，行政によって措置制度に基づいてサービスを提供している。また，家族介護者が日々心身ともに休まるときがないことを考えると，実際に介護に参加できない負担を，介護者の兄弟姉妹あるいは親族が経済的援助という形で参加するということもあり得る。兄弟姉妹あるいは親族の中には，経済援助はできないと言いながら，介護援助をしないまま贅沢な暮らしをしている家族も少なくない。認知症高齢者のBPSDに振り回される家族にとっては，周りからの経済的援助を得ることが，単なるお金の問題ではなく，応援メッセージとして大きな癒しとなることもある。

＜引用・参考文献＞

荒賀直子・後閑容子『地域看護学（第1版）』インターメディカル，2004年，pp.214-223

上野千鶴子ほか『家族のケア　家族へのケア』岩波新書，2008年

大田仁史ら『障害受容』壮道社，1998年，p.3

大森恵理子・木村里世ら「認知症高齢者をかかえる家族介護者の『つどい』への参加の意味」第37回地域看護，2006年，pp.240-242

岡堂哲雄編『系統看護学講座基礎分野　家族論・家族関係論（第2版）』医学書院，2012年，pp.178-184

岡村裕子「高齢者在宅サービスとしてのレスパイトケアとショートステイケア」『長野大学紀要』第17巻第1号，1995年，pp.28-38

沖田裕子「地域で支える認知症ケア」『月刊総合ケア』医歯薬出版，Vo.17，No.8，2007年，pp.17-19

沖田裕子『新・介護福祉士養成講座：認知症の理解』中央法規出版，2010年

家族ケア研究会（代表　島内節）編『家族生活力量モデル―アセスメントスケールの活用法（第1版）』医学書院，2005年，pp.5-19，72-78

河原加代子ら『系統看護学講座統合分野　在宅看護論（第3版）』医学書院，2011年，pp.60-61，66-71

河原加代子ら『在宅看護論』医学書院，2001年，pp.68-70

キューブラー＝ロス，E.，鈴木晶訳『死ぬ瞬間』読売新聞東京本社，2011年，p.244

黒澤直子「認知症高齢者の家族介護者への支援に関する現状と課題」『人間福祉研究』第14号，北翔大学，2011年，pp.121-128

厚生労働省「地域支え合い体制づくり事業」
　https://www.mhlw.go.jp/stf/houdou/2r985200000198ww-img/2r9852000001994j.pdf（2019年12月27日）

櫻井尚子ら『ナーシング・グラフィカ21　在宅看護論―地域療養を支えるケア（第2版）』メディカ出版，2010年，p.51

杉山孝博『家族が認知症になったら読む本』二見書房，2009年，pp.48-58

鈴木和子ほか『家族看護学―理論と実践（第3版）』日本看護協会出版会，2008年，pp.48-51

「全国厚生労働関係部局長会議資料」2011年
https://www.mhlw.go.jp/topics/2011/01/dl/tp0119-1_25.pdf（2019年12月27日）

袖井孝子「家族介護は軽減されたか」『家族のケア　家族へのケア』岩波新書，2008年，p.149

高見国生「介護家族を支える」『家族のケア　家族へのケア』岩波新書，2008年，p.115

高室成幸『認知症の家族を介護するときに読む本』自由国民社，2011年

田中共子ら「高齢者の在宅介護者の認知的成長に関する一考察」『質的心理学研究』1(1)，2002年，pp.5-16

「認知症という親（身内）を家族が受け入れる過程」
https://hulla150.blog67.fc2.com/blog-entry-6.html（2019年12月27日）

公益社団法人　認知症の人と家族の会
www.alzheimer.or.jp/

布元義人ら「認知症高齢者における家族介護者の介護認識の変容に関する研究の動向」『日本認知症ケア学会誌』9(1)，2010年，pp.103-111

山田裕子ら「もの忘れ外来通院患者の家族介護者の認知症と介護の受け止めに関する研究」『日本認知症ケア学会誌』5(3)，2006年，pp.436-448

湯原悦子ら「認知症の人を抱える家族を対象にした電話相談の役割」『日本認知症ケア学会誌』9(1)，2010年，pp.30-43

第6章

地域で支える

第1節　地域における支援体制

1．社会資源の活用

1）地域包括支援センター

　地域包括支援センターは，「地域住民の心身の健康の保持及び生活の安定のために必要な援助を行うことにより，その保健医療の向上及び福祉の増進を包括的に支援する」ために，2006（平成18）年度に新設された。身近な生活圏域ごとにサービスの拠点を設置しており，全ての市町村に設置された総合的な相談窓口であり，専門職種として，保健師，社会福祉士，主任介護支援専門員が配置されており，それぞれの職種が連携しながら支援を行っている。

　包括的支援事業としては，介護予防ケアマネジメント，総合相談・支援，権利擁護，包括的・継続的ケアマネジメント支援があり，また，介護予防支援業務として，指定介護予防支援事業所として，要支援者のケアマネジメントを実施する。地域住民の保健医療の向上及び福祉の増進を包括的に支援することを目的として，包括支援事業等を地域において一体的に実施する役割を担う中核的機関（厚生労働省編，2007）として機能している。

　地域包括支援センターは，認知症の方やその家族にとっても，地域で支えるチームの要となっている。認知症連携担当者や嘱託医を配置し，地域における認知症ケア体制および医療との連携を強化し，専門的・継続的な切れ目のない支援や緊急時の対応が期待されている。

2）認知症疾患医療センター

　認知症の方とその家族が住み慣れた地域で安心して生活ができるための支援の一つとして，都道府県や政令指定都市が指定する病院に設置するもので，基幹型，地域型，診療所型に分けられている。MRIなどの画像診断なども用い，認知症かどうかの診断を早期かつ，的確に行うための専門医療の提供を行い，医療から介護への切れ目のないサービス（シームレス・サービス）を提供するためのネットワークシステムの構築を目指す。

　その業務は，(1)専門医療相談（初診前医療相談，情報収集・提供，地域包括支援センターとの連絡調整），(2)鑑別診断とそれに基づく初期対応（初期診断，鑑別診断，治療方針の選定，入院先紹介），(3)合併症・周辺症状への急性期対応（合併症・周辺症状の初期診断・治療，合併症・周辺症状の急性期入院医療を要する認知症疾患患者のための病床として，連携する医療機関の空床情報を把握），(4)かかりつけ医等への研修会の開催，(5)認知症疾患医療連携協議会の開催，(6)情報発

信であり，認知症疾患医療センター運営事業実施要綱において規定されている。

3）地域活動支援事業

　要支援や要介護になるおそれのある高齢者や，地域の全ての高齢者を対象に，介護予防を推進するとともに，地域において自立して生活を継続できるよう市町村が実施する。(1) 介護予防事業（特定高齢者施策，一般高齢者施策），(2) 包括的支援事業（地域包括支援センターが実施している介護予防ケアマネジメント），(3) 任意事業（介護給付適正化事業，家族介護支援事業，その他）がある。認知症に関しては，認知症などのおそれがある特定高齢者を訪問し相談・指導を行い，介護予防プログラムを実施する。また，地域によって，認知症高齢者の介護に関することや介護に役立つ情報を提供する認知症介護教室を開催し，地域における認知症高齢者の見守りや支援体制づくりの事業や，認知症高齢者を介護する家族を対象に，介護について一人で悩まず日頃の介護の悩みや不安を解消するための認知症家族交流会を開催する。

4）認知症コールセンター，若年性認知症コールセンター

　厚生労働省から自治体への要請で設置された。認知症の知識や介護技術の面のみではなく，精神面を含めたさまざまな悩みに対して，認知症の専門家や介護経験者等が相談に応じる。また，若年性認知症特有のさまざまな疑問や悩みに対し，専門教育を受けた相談員が対応する「若年性認知症コールセンター」も2009（平成21）年に開設された。

5）高齢者の見守り・SOSネットワーク

　認知症高齢者が徘徊の末，遺体で発見されたことがきっかけで，1994（平成6）年，釧路警察署管内の警察署や保健所・消防署等の31団体が参加して，SOSネットワークがスタートし，その後全国に広がった。認知症高齢者が行方不明になった場合，警察署に通報すると，タクシー会社や郵便局，ガソリンスタンド，コンビニ，銀行，宅配業者，町内会，老人クラブなどの捜索協力機関に情報が伝えられ，コミュニティFM放送局などを通じて一般市民にも協力を呼びかけ発見につなげる。速やかに行方不明者を発見保護するシステムであり，保護後には保健所の保健師が家族に対する相談援助を行う。SOSネットワークにより，(1) 手続きを簡略化して情報を一体化し，徘徊する高齢者の速やかな保護，(2) 必要に応じて，認知症高齢者や家族への支援や，適切な医療・福祉サービスへつなぎ，再発防止，(3) 地域全体で取り組むことで，認知症への理解を深め，認知症高齢者と家族を支える地域づくりに繋がる。（岩淵，2004）

2．認知症サポーター

　2004（平成16）年「痴呆」から「認知症」へと呼称が変更され，これを契機に地域住民も共に認知症の人とその家族を支え，誰もが暮らしやすい地域を作っていく運動として，「認知症を知り地域を作る10ヵ年」のキャンペーンが始まった。そこで，2009（平成21）年5月，認知症サポーターを一人でも多く増やすために，「認知症サポーター100万人キャラバン事業」が展

開された。この中で，認知症サポーターに期待されることは，

　① 認知症に対して正しく理解し，偏見をもたない

　② 認知症の人や家族に対して温かい目で見守る

　③ 近隣の認知症の人や家族に対して，自分なりにできる簡単なことから実践する

　④ 地域でできることを探し，相互扶助・協力・連携，ネットワークをつくる

　⑤ まちづくりを担う地域のリーダーとして活躍する

としており，認知症になっても安心して暮らせるまちになることを目指している。

　認知症キャラバン事業は自治体事務局を中心に展開され，認知症に対する正しい知識と具体的な対応方法等を市民に伝える講師役として，「キャラバン・メイト」が位置づけられている。「キャラバン・メイト」は，地域や職域，学校などで認知症サポーター養成講座を実施し，「認知症サポーター」養成の要の役割を担っており，認知症サポーター養成講座の計画や実施報告が義務付けられている。「キャラバン・メイト」一人では継続したサポーター養成講座の実施は難しく，市町村等の事務局からのバックアップが必要であるが，「キャラバン・メイト」の居住地域の中で事務局が設置されていない場合は，コーディネーターとして全国キャラバン・メイト連絡協議会が相互の連携についても支援をしている。

　認知症サポーター養成講座の対象者は大きく3つに分けることができる。

　1つ目は地域住民である。具体的には，地域の自治組織，当事者である家族介護者の会，自治会や町内会，老人クラブ，子ども会などの住民組織，社会福祉協議会，民生児童委員，地域サークル団体，地域NPO，各種ボランティア，既存の市民講座，住民講座，介護教室，各種学習会などである。特に地域活動などの要になっている方に働きかけ講座を開催している。

　2つ目は，職域における職域組織・生活関連企業・団体などである。企業や商店組織，商工会などの団体，公共サービス（行政サービス全般，郵便局，警察，消防等），公共交通機関（鉄道・バス・タクシー等）で，社員研修の機会などを利用して行っている。

　3つめは学校関係者である。小・中・高等学校の子どもを含めて，教育委員会，校長会，教職員，ＰＴＡを対象にする，また，同窓会などの機会も考えられる。さらに「子どもＳＯＳ活動」などとタイアップして行うこともできる。

　認知症サポーターは，何か特別なことをする人ではなく，認知症を理解した上で，認知症の人への「応援者」として位置づけられる。認知症という疾患を他人事に考えず，自分も家族も友人も知り合いの誰でもがなりうる可能性のある疾患として捉え，地域や職場で認知症の人をあたたかく見守る理解者が認知症サポーターである。認知症サポーター養成講座では，主に認知症の病気の理解，認知症の予防の考え方，認知症の人と接する時の心がまえ，家族の気持ちを理解するなどを学ぶことになる。キャンペーンビデオや寸劇，紙芝居などで認知症の人や家族が抱える困難をわかりやすく学び，グループワークを通して地域で支える視点を話し合うこ

とができ，地域におけるネットワークの必要性なども考えることができる場となる。

　また，認知症サポーターのなかから地域のリーダーとして，まちづくりの担い手が育つことも期待されている。なお，認知症サポーターには認知症を支援する人間杖の証の「目印」として，ブレスレット（オレンジリング）が配布される。今後，オレンジリングがまさに連繋の「印」になるようなまちを目指し，キャラバン事業は展開し続けている。

３．子ども達の力を活かす

　草野（2011）は，「世代間交流とは，子ども，青年，中年世代，高齢者が，お互い自分たちのもっている知識や英和，経験や技術などを出し合って，自分自身の人間発達・向上と，自分の周りの人々や社会に役立つような健全的な地域づくりを実践する活動で，一人一人が活動の主役になることであり，いわば次世代への命の連鎖である」と述べている。

　また，世代間交流の意義についても次の9点を挙げている。地域でプロダクティブ・エイジングを実践することにより，① 子どもたちを家族と学校といった囲い込みから開放し，人間関係を拡大する。② 高齢者を孤独から守り，生きがいを見出すだけでなく，③ 人生の生き方モデルを提供し，④ 高齢者のこれまで蓄えた知恵や英和，経験を社会的に活用し，⑤ 次世代の文化を伝承することができる。そのようなことを通じて⑥ あらゆる世代の人々の人間発達が促進され，すべての世代の人々の間に，発達の相乗効果がもたされ，⑦ あらゆる世代の人々の，生活の質（QOL）を高めることができる。さらには，⑧ 多世代の交流を通じて，地域社会の統合や，⑨ 地域の抱える社会問題を解決さえすることができる（草野，2011）。これらの意義について，世代間交流の先駆的な取り組みに対して実践報告がされつつある。

　子どもは，高齢者を含め地域の人々など，自分の生活に関係が深いいろいろな人に親しみを持ちながら成長する。都市化や核家族化が進行する中，家族形態の変化により，同年代同世代での交流が中心となることが多く，従来は家庭や地域の交流の中で自然に営まれてきた世代間交流が希薄になりつつある。こうした状況の中で，保育所・幼稚園に高齢者や地域の方を招き，伝承遊びを教えてもらったり，昔話を語ってもらったり，伝承芸能などを披露してもらったりすることは，人に対する親しみや感謝の気持ちを育む上で，重要な機会となる。このように人々との触れ合いを通し，子どもがさまざまな文化に出会い，興味や関心を持ったり，自分の家族や身近な人のことを考えたりする機会となることは大切である。そのため，保育所・幼稚園や小学校などの教育機関や，地域での子ども会などの活動では，意図的に世代間交流を実施している。また，子どもは，散歩などの機会に地域の人と挨拶を交わしたり，地域の高齢者施設などを訪れたりする環境の中で，人への関心を深め，人は周囲の人と関わり，支え合いながら生きていることに気づくものである（厚生労働省，2009）。

　子どもと高齢者の世代間交流は，高齢者自身にとっても意義があると考える。高齢者が経験

した豊かな経験を子どもたちに伝承することは，高齢者自身が自らの人生を振り返る機会となり，現在の生活に対して主体的に考え行動するためのポジティブな力になる（広井，2000）。老年期にライフストーリーを語ることは，語り手と聞き手の共同生成の物語づくりに参与すること（やまだ，2008）でもある。世代間交流により，高齢者から子どもに文化の継承やしつけを行うという過程で，人の役に立つことで高齢者自身が自信や生きがいを見出すという変化が生じることが多いと考えられる（広井，2000）。村山（2009）は，高齢者とのコミュニケーションを通じて，子どもが高齢者との交流のあり方が親密であるほど，子どもの共感性の発達に正の影響を及ぼし，一時的な交流よりも継続的な交流，強制的，人工的な交流よりも自然なコミュニケーションが楽しめる交流のあり方が有効であることを示している。しかし，幼児教育を学ぶ学生に行った，子どもと高齢者の世代間交流に対する調査（小木曽，2009）において，核家族によって世代間交流の機会が少ない今日においては，高齢者が子育て支援に参加することは重要であり，子どもと高齢者の橋渡しをする専門職種の世代も，核家族などの背景により，高齢者との交流が少ない傾向があることを指摘している。エイジング教育の視点においても，地域の高齢者による多様な関わりが深まるように，意図的にプログラミングを行うことが重要であろう（今井，2010）。

　今後，地域生活や社会における個人・家族・世代間の相互交流・相互支援・生涯学習プログラム，社会関係・人と環境・人と人との相互作用を対象に世代間交流の研究がすすめられ，さまざまな課題の解決を図り，人々の生活の向上，コミュニティの再生，全ての世代が共に協力し合える社会の実現が期待されている。

　世代間交流を教育の場で実践する場合には，教員側（あるいは子どもに関わる職種）が高齢者理解を深め，世代間交流の目的に沿った子ども達への事前指導も重要となる。当日の役割分担も子どもの発達段階に応じたものとし，世代間交流後のリフレクションも重要となる。具体的な例は後述するが，世代間交流が子どもにとっても実り多くなるように，さまざまな準備が必要となる。

4．地域における活動の実際

　核家族化の伸展に伴い，地域社会の中での交流の機会が少なくなり，地域の連帯が希薄化してきている。地域には，多様な人々が存在し，多様な暮らし方があることに気づき，地域の一員としてお互いに支えあい，助けあう力を育むことは，地域の活性化や自助・共助の基盤を築くためには重要な課題である。学校教育において取り組まれている福祉教育の体験学習（体験活動）は，高齢者施設での利用者（高齢者）との訪問・交流活動が多く，一定の効果を得ているが，安易に取り組まれてきた体験学習でもある。この体験学習の問題点を克服するためには，①事前・事後の指導が十分に行われ，②利用者と児童・生徒や教師などによる共働活動を通

した相互作用が重視され，しかも，③日常的・継続的かつ計画的に実施・展開されることが肝要となる。(阪野，2003年) また，後藤 (2014) は，学校教育での「総合的な学習の時間」として福祉教育の実践が量的に拡大したものの，高齢者模擬体験などにとどまるプログラムも多いとし，これを危惧して今後の福祉教育について「①排除しない地域，無関心でない地域であること，②多数決ではなく，個人が尊重されること，③地域の中で生きていくことができるということ，④多様性を認めあえる地域であること，⑤共感にもとづく当事者性があること，⑥誰もが助け・助けられる関係にあること」と整理している。自分も地域の一員であり，「ともに生きる」存在であるという社会的包摂（ソーシャルインクルージョン）の意識を育てるための福祉教育は，幼児期からの世代間交流として体験する機会として増えてきている。

　次に挙げた事例は，学校と地域の高齢者福祉施設が連携して，高齢者施設への交流機会を通して福祉教育を実践する場合の留意点を挙げた。

例：小学3年生が特別養護老人ホームと交流をする場合

テーマ：「老人ホームのお年寄りとお話をしよう」

ねらい：地域の高齢者に関心と思いやりを持ち，地域の一員として地域の人に関心を持ちやさしい気持ちで接する役割がもてることに気づき，実践することができる。

＜第1段階　　教員側が施設の状況を把握＞

(1) 入所している高齢者の様子

- 交流できる入所者の人数や訪問する児童の人数の調整。
- コミュニケーションの方法（聴覚・視覚障害者等）で配慮する方はいるか。
- 認知症の方の様子（児童が来ることで興奮等しないか）
- その他，入所者に関しての注意事項

(2) 交流するスペースの確保

- 椅子，テーブルなどの配置をどのようにするか。
- 児童の待機場所はどこか。

(3) 衛生面での注意（感染症対策）

- 手洗い，うがいなどの実施は必要か，必要であれば，どこで行うかなどの把握。
- 持ち込めるものなどの確認

＜第2段階　　児童への事前指導＞

(1) 高齢者の特徴について学ぶ。

- 高齢者の身体の変化（加齢に伴ってどのような身体面・精神面での変化があるか）

- 高齢者疑似体験：高齢者疑似体験セットの利用
- 認知症：小学生向けの認知症ガイドブック（神奈川県高齢福祉課作成）やDVD教材などの使用を検討する。

(2)　特別養護老人ホームについて学ぶ。

- 地域にある高齢者の施設について学ぶ。地域に家族と離れて施設で暮らす高齢者が存在していることを理解する。

(3)　施設での交流のプログラムを計画する

- 小学生の高学年では，高齢者と積極的に関わることも可能となってくるので一緒にレクリエーションやゲームなどをする企画も考えられるが，低学年では，学校で練習してきた歌や合奏を聴いてもらい，高齢者と話をすることが，一般的となる。このような活動であると児童からの一方的なアプローチとなり，高齢者も飽きてしまったり，訪問のねらいからも外れてしまうため，高齢者とどんなことを話したいのか等児童と一緒に考えることも重要である。
- コミュニケーションを主体とした交流では，あらかじめ児童のグループを作り，どのようなことを聞きたいか，話をしたいかを決めておく。

＜第3段階　高齢者施設への訪問＞

(1)　児童の体調の確認

- 入所者に風邪などの感染が起こらないように体調のチェックをする。必要であれば，マスクなどを着用するが，症状がみられる時は参加を見送ることも検討する。

(2)　挨拶

- 大きな声で，元気にはっきりと挨拶する。積極的な挨拶が高齢者に好印象をもたらし，あとの交流時の会話が弾むことが期待できる。

(3)　交流の実施

- 事前に用意したプログラムを実施する。

  児童が，高齢者との関わり方が分からず話をうまくできなかったり，高齢者の反応があまり見られない場合も想定されるが，それも良い体験としてとらえ，次の機会に活かす材料となる。

- 入所者とのコミュニケーション

  高齢者個々のコミュニケーションの方法や身体の不自由さは，一人ひとり違い，その人に合った方法を考えたり，経験することが大切となる。

  話しが弾まない，または話ができない児童のグループには教員や職員が入り，話のきっかけを作るなどの支援を行う。

＜第4段階　　リフレクション＞

(1)　施設からの感想や意見を求める。

- 施設の職員からの意見や感想を求める。

- 可能であれば，入所者からの感想を求める。

(2)　参加した児童からは，感想や気づいたこと，学んだことなどを発表させる。

- 施設にどんな印象を持ったか。（地域にこのような施設があることをどのように思うか）

- 実際の高齢者と関わってどんな印象を持ったか。（高齢者疑似体験との比較）

- どのようにコミュニケーションをとることができたか。（工夫した点など）

- 自分自身は高齢者に対してどんなことがお手伝いできると思ったか。

- 今度の交流の機会ではどんなことがしたいか。（どのようなことが高齢者に喜ばれると感じたか）

　子どもの福祉教育や福祉学習は，「総合的な学習の時間」，「ボランティア体験」，「地域交流イベント」等のさまざまな形態や機会があるが，これからは，学校だけではなく，地域の中でさまざまな主体が協働しながら取り組むことで，より充実した学びとなると考えられる。全国社会福祉協議会では，ひとつの取り組みとして地域の大学生を福祉学習サポーターとて位置づけ，大学生サポーターを介しての子どもを対象とした福祉教育の土壌を培い，育み，広げるという協働のシステム作りを実践して効果をあげている。（全国社会福祉協議会，2004年）また，小学生向けの認知症ガイドブックや小学生向けの認知症サポーター養成講座などの開催も行われている。

　超高齢社会において高齢者が尊厳をもって生活をするためには，人権や財産等の権利を守ることが重要となる。平成12年（2000年）に改正・改称された「社会福祉法」では，措置制度から契約制度への転換が行われた。そして同年に施行された「介護保険法」では，利用者が自分の意思に基づき契約をすることにより介護サービスの利用が可能となった。この介護保険における契約制度では利用者が自己責任のもと，介護サービスを「自己選択・自己決定」することで介護の権利性は高まったものの，自律的に判断し自己決定できる高齢者がすべてとは限らない。高齢者が認知症になって理解力や判断力が低下した状態の場合は，重要事項の決定や財産の管理などを一人で行うには困難な状態となる場合が多いため，その高齢者に応じた支援が必要となる。また，認知症高齢者だけではなく，知的障害者，精神障害者なども，権利侵害を受けていたり，権利行使に問題が生じる可能性がある。これらの人々を擁護し，さまざまな権利侵害の発生を防止するための体制として，民法に規定する「成年後見制度」，社会福祉法に規定する「日常生活自立支援事業」がある。

成年後見制度

　成年後見制度は，認知症や知的障がい・精神障がい等で判断能力が不十分となった人の財産管理や身上監護・必要な契約などについて，選定した「成年後見人等」が本人の代理として行い支援する制度である。平成12年（2000年）に従来の禁治産制度に代わって制定され介護保険と同時にスタートした。成年後見制度には，任意後見制度と法定後見制度がある。

＜任意後見制度＞

　判断能力が不十分となった場合に備えて，誰に何を支援してもらうかを自分で決め，その人（任意後見人）と任意であらかじめ契約を結んでおく制度である。自分の信頼できる人を代理人として任意後見人に選ぶことができ，契約により本人の意思に沿った支援を得ることができる。任意後見人は特に資格は必要なく，基本的には誰でも選ぶことができるが，親族や近親者が一般的である。自分の生活や介護・財産管理に関する事務について代理権を与える契約（任意後見契約）を公証役場で公正証書を作成し，実際に判断力が低下し支援が必要となった時に，家庭裁判所に申立てを行う。家庭裁判所は任意後見監督人を選任し，任意後見監督人の監督のもと，契約している任意後見人による後見事務がはじまる。

＜法定後見制度＞

　既に本人に判断力の低下が見られる場合に親族などが，家庭裁判所に後見開始の審判等の申立てを行い，法定後見人による支援を始める制度である。任意後見制度は本人が後見人を決め

契約するが，法定後見制度は家庭裁判所に後見開始及び後見人選任の申立てを行い，家庭裁判所が後見人を決定する。後見人は家庭裁判所に報告義務があり，その監督を受けることとなる。法定後見制度は，本人の判断能力の程度によって，①「後見」本人の判断能力が全くない場合，②「保佐」本人の判断能力が特に不十分な場合，③「補助」本人の判断能力が不十分な場合の3つに区分されている（表6－2－1）。

① 後見

　事理を弁識する能力を欠く常況にある者，具体的には一人で日常生活をすることができない等，本人の判断能力が全くない程度の人を利用対象とする。後見開始の審判により，成年後見人が選任され，代理権及び取消権をもち本人に代わって，福祉サービスの利用契約締結や財産管理を行う。

② 保佐

　事理を弁識する能力が著しく不十分な者，具体的には本人の判断能力が失われてはいないものの，著しく不十分なレベルの人を利用対象とする。保佐開始の審判により，保佐人が選任され，被保佐人は一定の重要な行為（金銭の貸借，不動産の売買等）を自分だけでは行うことができなくなるため，保佐人は本人の権利，利害に注意しながら，本人の締結しようとする契約等に同意，又は既にしてしまった契約等を取り消すことを行い，被保佐人を支援する。代理権を付け加える場合は，保佐開始の審判の申立ての他に，本人の同意のもとに「代理権付与の申立て」を行う。

③ 補助

　事理を弁識する能力が不十分な者，具体的には不動産の売買など重要な取引行為を一人でするには不安があるという程度の判断能力の人を利用対象とする。補助開始の審判により，補助人が選任されるが，同意権や代理権はないため家庭裁判所の審判を通じて，補助人に「特定」の法律行為について同意権や代理権を付与することになる（同意権付与の審判，代理権付与の審判）。補助開始の申立てをする際はもちろん，補助人に同意権や代理権を与えるには，その内容につき本人の同意が必要になる（西川，2018）。

＜成年後見人等の義務＞

意思尊重義務

　後見人は，被後見人の生活，療養看護及び財産の管理に関する事務を行うに当たっては，被後見人の意思を尊重し，かつ，その心身の状態及び生活の状況に配慮しなければならない。

身上配慮義務

　被後見人の生活や健康管理に関して法律行為を行う権利を有し，義務を負う。具体的には，医療に関する事項，住居の確保，施設の入退所，介護・生活維持に関する事項などについての

契約の締結，費用の支払い，契約の解除など。

<u>善管注意義務</u>

　後見人には，被後見人に関する様々な権利が与えられるため，通常の注意義務（自分のためにするときの注意の程度）よりも高度な注意義務が課される。

＜成年後見人等の業務（後見事務）＞

　成年後見人等は本人の様々な権利を護るために本人の代理人として行う立場にある。単に財産を管理するだけではなく，被後見人のその人らしい生活を支えることも後見人の役割とされている。このため，「その人らしい生活（身上監護）のために，持っている財産をどう活用するか（財産管理）」という基本的な視点が必要となる。

① 財産管理

　　財産（動産・不動産）の管理，売却，賃貸借契約の締結など。

表6－2－1　法廷後見制度の3類型

	後見	保佐	補助
対象者 （判断能力）	被後見人 （判断能力が全くない方）	被保佐人 （判断能力が著しく不十な方）	被補助人 （判断能力が不十分な方）
申立て者	本人，配偶者，四親等内の親族，検察官，市町村長など		
保護者	後見人	保佐人	補助人
成年後見人等（成年後見人・保佐人・補助人）の同意が必要な行為	財産管理についての全般的な 代理権，取消権（日常生活に関する行為を除く）	民法13条1項所定の行為（注2）（注3）（注4）	申立ての範囲内で家庭裁判所が審判で定める「特定の法律行為」（民法13条1項所定の行為の一部）（注1）（注2）（注4）
取消しが可能な行為	日常生活に関する行為以外の行為	同上（注2）（注3）（注4）	同上（注2）（注4）
成年後見人等に与えられる代理権の範囲	財産に関するすべての法律行為	申立ての範囲内で家庭裁判所が審判で定める「特定の法律行為」（注1）	同左（注1）

（注1）　本人以外の者の請求により，保佐人に代理権を与える審判をする場合，本人の同意が必要になる。補助開始の審判や補助人に同意権・代理権を与える審判をする場合も同じ。
（注2）　民法13条1項では，借金，訴訟行為，相続の承認・放棄，新築・改築・増築などの行為。
（注3）　家庭裁判所の審判により，民法13条1項所定の行為以外についても，同意権・取消権の範囲を広げることができる。
（注4）　日常生活に関する行為は除く。

出所）法務省ホームページ「成年後見制度」を参考とし一部筆者改編

② 身上監護

　　福祉サービス利用等の契約の締結や解約，費用の支払い，認定調査の立会い，医療契約の締結，住居に関する契約の締結，相続の承認や放棄，年金などの社会保障給付の受領手続きなど。後見人が直接介護や看護など具体的な生活の支援をすることは含まれていない（大貫，2018）。

日常生活自立支援事業

　　日常生活自立支援事業は，社会福祉法では第一章第2条3項に第二種社会福祉事業の「福祉サービス利用援助事業」として明文化されており，判断能力が十分でない認知症高齢者，知的障がい者，精神障がい者などに対して，地域で自立した生活が送れるよう福祉サービスの利用援助を行うことにより，成年後見制度と同様にその方の権利を擁護する事業である。成年後見制度を補完する事業といわれ，介護保険及び成年後見制度（民法改正）に先だって平成11（1999）年10月から実施され，当初は地域福祉権利擁護事業と称されていた。

　　実施主体は，都道府県・指定都市社会福祉協議会（窓口業務等は市町村の社会福祉協議会等で実施）で，対象者は，判断能力が不十分な者（認知症高齢者，知的障害者，精神障害者等）であって，「自分一人で福祉サービスの利用手続きをすることに不安がある者」や「金銭の管理や公共料金の支払い，重要書類の保管を一人で行うことに不安がある者」である。具体的な援助の内容には以下のようなものがある。

① 福祉サービス利用援助
- 福祉サービスの利用に関する情報の提供・相談，契約の支援，苦情解決制度の利用手続きの支援
- 郵便物の確認，住宅改造や居住家屋の賃借に関する情報提供・相談，商品購入に関する簡易な苦情処理制度（クーリングオフ制度等）の利用手続き

② 日常的金銭管理サービス
- 福祉サービスや医療費の利用料金，税金や保険料，公共料金，家賃の支払い手続き
- 年金や福祉手当の受領に必要な手続き

③ 書類等預かりサービス
- 年金証書，預貯金通帳，権利証，実印などの書類預かり

　　実際の支援は，専門員（原則常勤）と生活支援員（非常勤）により実施される。専門員は，相談の受付，申請者の実態把握や本事業の対象者であることの確認業務，支援計画作成，契約締結業務，生活支援員の指導等を行い，生活支援員は，専門員の指示を受け具体的な援助を提供する。

＜成年後見制度と日常生活自立支援事業の比較＞

　成年後見制度が，財産管理及び身上監護に関する契約等の法律行為全般を行う仕組みであるのに対し，日常生活自立支援事業は，利用者ができる限り地域で自立した生活を継続していくために必要なものとして，福祉サービスの利用援助やそれに付随した日常的な金銭管理等の援助を行うことが目的である。日常生活自立支援事業は判断能力が少し不安になっても「住み慣れた地域で安心して自分らしく暮らし続けることができる」ように「本人の意思を尊重」し「利用者本位」のサービス利用を援助する有用な仕組みであり，将来的に成年後見制度利用が必要になった際にも移行がスムーズとなると考えられる。

表6－2－2　成年後見制度と日常生活自立支援事業の比較

	成年後見制度	日常生活自立支援事業
所管省庁	法務省	厚生労働省
対象者	判断能力が不十分な者 　後見＝常に欠けている状態の者 　保佐＝著しく不十分な者 　補助＝不十分な者	判断能力が一定程度あるが（契約内容を理解できる程度），十分ではない者
支援者	家庭裁判所が選任した成年後見人，保佐人，補助人，任意後見人	社会福祉協議会 生活支援員，専門員
相談窓口	地域包括支援センター，家庭裁判所，弁護士，司法書士，社会福祉士等	市区町村社会福祉協議会
申込手続き	家庭裁判所へ申立，裁判官の判断で後見開始	社会福祉協議会に相談・申込後，本人と社会福祉協議会が契約
費用	すべて本人の財産から支弁（申し立ての手続費用，登記の手続費用，後見の事務に関する費用，成年後見人，監督人に対する報酬費用等）	相談は無料（契約に至るまでの費用は公費補助），契約後の援助は利用者負担

出所）筆者作成

特定援助対象者法律相談援助制度

　平成30年（2018年）の総合法律支援法改正で施行された，法テラスの新しい出張法律相談制度である。認知機能が十分でない高齢者や障がい者等は，法的問題を抱えていても，自ら法的サービスを受けるために行動することが困難な場合があるため，「認知機能が十分でないために自己の権利の実現が妨げられているおそれのある者」（特定援助対象者）を対象とした，新たな援助が開始された。

① 出張法律相談援助

＜対象＞特定援助対象者であって，近隣に居住する親族がいないなどの理由により，法的サービスを自発的に求めることが期待できない者。

＜内容＞対象者を支援する地方公共団体，地域包括支援センター，社会福祉協議会等の職員か

らの法テラスへの申入れにより，弁護士や司法書士による出張法律相談を実施する制
度。

これまでの法律相談援助と異なり，資力あっても相談は可能である。ただし，一定の
基準を超える資力のある方には，相談料を負担することになる。

② 弁護士費用等の立替対象の拡大

＜対象＞資力の乏しい特定援助対象者

＜内容＞弁護士費用等の立替援助の対象を，自立した生活を営むために必要とする公的給付に
係る行政不服申立（※）に拡大している。

※：例）生活保護法に基づく審査請求，介護保険法に基づく審査請求　など

＜引用・参考文献＞

今井七重・小木曽加奈子・松野ゆかり「世代間交流に関するスクールソーシャルワーカーの意識の特
徴　エイジング教育を豊かにするために」『日本看護学会論文集40号』2010年，pp.89-91

岩淵雅子「地域に生きる 地域で支える SOS ネットワークと地域の支え―北海道 /SOS ネットワーク」
『月刊福祉』87(9)，2004年，pp.52-55

大曽根寛『社会福祉と権利擁護』NHK 出版，2012年，pp.72-81

大貫正男「成年後見人等の義務と責任」社会福祉士養成講座編集委員会編『新・社会福祉士養成講座
19　権利擁護と成年後見制度』中央法規出版，2018年，pp.112-115

小木曽加奈子・今井七重「子どもと高齢者の世代間交流に関する一考察～高齢者から子どもたちへの
伝承について～」『保育と保健』15(1)，2009年，pp.35-39

川井誉久「日常生活自立支援事業」社会福祉士養成講座編集委員会編『新・社会福祉士養成講座19
権利擁護と成年後見制度』中央法規出版，2018年，pp.130-138

神奈川県高齢福祉課「認知症ガイドブック（小学生低学年用）」
https://www.pref.kanagawa.jp/docs/u6s/cnt/f6401/documents/guidebook_teigakunen.pdf（2019
年12月27日）

草野篤子「世代間交流学の樹立に向けてのプレリュード」『老年社会科学』33(3)，2011年，pp.461-471

厚生労働省「平成30年 国民生活基礎調査の概況」
https://www.mhlw.go.jp/toukei/saikin/hw/k-tyosa/k-tyosa18/（2019年12月26日）

厚生労働省「すべての子育て家庭に対する支援」平成21年10月13日 社会保障審議会・少子化対策特別
部会説明概要
https://www.mhlw.go.jp/shingi/2009/10/dl/s1013-5b.pdf（2019年12月27日）

厚生労働省ホームページ「認知症疾患医療センター運営事業実施要綱」
https://www.city.yokohama.lg.jp/business/nyusatsu/kakukukyoku/2020/itaku/kenko/r2_
sikkaniryoucenter.files/0022_20191015.pdf（2019年12月27日）

後藤真一郎「全国社会福祉協議会における『社会的包摂にむけた福祉教育』の検討課題」『ふくしと教
育16』大学図書出版，2014年，pp.10-13

阪野貢編『学校教育づくりと福祉教育』文化書房博文社，2003年，pp.12-13

全国社会福祉協議会『地域協働　子どもと大学生がつくる福祉学習プログラム』2004年，pp.1-7

西川浩之「成年後見制度」社会福祉士養成講座編集委員会編『新・社会福祉士養成講座19　権利擁護
と成年後見制度　第 4 版』中央法規出版，2018年，pp.82-97

認知症サポーターキャラバン「認知症サポーター養成講座副読本」

https://www.caravanmate.com/（2019年12月27日）

広井良典『ケア学―越境するケアへ』医学書院，2000年，pp.93-115

法テラス公式ホームページ「特定援助対象者法律相談援助制度」
　https://www.houterasu.or.jp/kankeikikan/201810292.html（2019年12月27日）

法務省公式ホームページ「成年後見制度」
　https://www.moj.go.jp/MINJI/minji17.html（2019年12月27日）

ミネルヴァ編集部編「任意後見制度に関する法律（抄）」『社会福祉小六法』ミネルヴァ書房，2019年，
　pp.219-221

村山陽「高齢者との交流が子どもに及ぼす影響」『社会心理学研究』25(1)，2009年，pp.1-10

やまだようこ「老年期にライフストーリーを語る意味」『日本老年看護学会誌』12(2)，2008年．p.15

［索　引］

147

索　引

編　著　者

<ruby>小木曽<rt>おぎそ</rt></ruby><ruby>加奈子<rt>かなこ</rt></ruby>　岐阜大学医学部看護学科　准教授

著書等

『介護・医療サービス概論』（編著者）一橋出版株式会社，2007年
『事例に学ぶ生活支援技術習得』（共著）日総研，2008年
『ICF の視点に基づく高齢者ケアプロセス』（編著者）学文社，2009年
『医療職と福祉職のためのリスクマネジメント』（単著）学文社，2010年
『子どもの豊かな育ちへのまなざし』（共著）久美出版，2010年
『生殖ケアソーシャルワーク論』（共著）ヘルス・システム研究所，2011年
『地域包括ケアにおける高齢者に対するシームレスケア』（単著）学文社，2019年
『認知症がある人をケアする；BPSD による生活場面の困難さ』（監修・編著者）学文社，2012年
『福祉をつむぐ』（共著）風媒社，2013年
『高齢者ケアの質を高める ICF を活かしたケアプロセス』学文社，2015年
『地方都市『消滅』を乗り越える！』（共著）中央法規出版，2016年
『介護職のための医療的ケアの知識と技術』（共編著）学文社，2016年

など他多数

認知症高齢者の BPSD に向き合うケア

あるがままを受け入れるオプティマル・エイジングへの支援

2020年 3 月10日　第一版第一刷発行

編著者　小木曽　加奈子
発行所　株式会社学　文　社
発行者　田　中　千津子

東京都目黒区下目黒 3－6－1　〒153-0064
電話 03（3715）1501　振替　00130-9-98842
落丁，乱丁本は，本社にてお取替え致します。
定価は売上カード，カバーに表示してあります。
印刷／東光整版印刷株式会社
Printed in Japan

＜検印省略＞

ISBN 978-4-7620-2981-3
Ⓒ2020 Ogiso Kanako